AF565327

ANGSTSTÖRUNGEN
&
PANIKATTACKEN
für immer loswerden
Ab sofort angst- und sorgenfrei leben

Wie Sie Ihre inneren Blockaden ein für alle Mal lösen
und Ihre Lebensqualität stark verbessern

INHALT

Das erwartet Sie in diesem Buch

Ihre Gedanken kreisen ständig um Sorgen und Ängste? Sie fürchten sich vor Situationen oder um Ihre Lieben? Obwohl es Ihnen übertrieben erscheint, können Sie diese Ängste nicht verringern und steigern sich immer weiter in Ihre Sorgen? Plötzlich rast Ihr Herz, Sie zittern oder schwitzen?

Dann ist dieser Ratgeber genau der richtige für Sie! Ich nehme Sie mit durch eine informative Reise durch die Welt der Ängste. Sie erhalten Einblicke in die Entstehung Ihrer Angstattacken und praktische Tipps, wie Sie Sorgen und Panik loswerden. Schritt für Schritt kommen Sie so einem unbeschwerten Leben nahe. Ich nehme Sie hierbei an die Hand und berichte von meinen eigenen Erfahrungen. Denn Sie sind es, die etwas an der Angst ändern können!

Was ist Angst?

Angst in gefährlichen Situationen hat jeder. Diese Form der Angst schützt uns vor realen Gefahren. So bekommt jeder gesunde Mensch Herzklopfen, wenn er in Lebensgefahr schwebt. Evolutionär hat sich für den Organismus bewährt, bei Gefahr die Flucht zu ergreifen oder bereit für den Kampf zu sein. Im heutigen Alltag begegnen wir jedoch nur noch selten wilden Tieren oder werden von Feinden angegriffen. Die Angst ist jedoch tief in uns verankert und kommt bei einigen Meschen verstärkt zum Vorschein.

Sollten Sie Ihre Angst als übertrieben ansehen und dadurch normale Aufgaben im Alltag nicht mehr erfüllen können, ist es an der Zeit, etwas an Ihrer Angst zu ändern. Auch ich habe es als sehr hilfreich empfunden, zunächst Genaueres über die verschiedenen Formen der Angst zu erfahren. Im Folgenden erfahren Sie, welche Formen der Angst es gibt. Dabei stammen die Informationen aus der klinischen Psychologie. Vielleicht geht es Ihnen wie mir und Sie denken sich, dass Sie doch keine psychische Störung haben. Dennoch kann es helfen, Fakten zu den diversen Typen der Angst zu kennen.

ANGSTSYMPTOME

Angst ist eine komplexe Reaktion, die den ganzen Körper betrifft. Dabei können drei Ebenen unterschieden werden. Die erste Ebene der Angst ist dabei auf die Zukunft gerichtet. Sie kann die Gedanken betreffen, also kognitiv sein. Das sind zum Beispiel andauernde Sorgen. Außerdem hat Angst der zweiten Ebene verhaltensbezogene Aspekte. Beispielsweise führt sie dazu, dass gefürchtete Situationen und Objekte gemieden werden oder Betroffene fliehen. Die dritte Ebene sind die körperlichen Reaktionen. Jeder kennt die Reaktionen des eigenen Körpers bei Angst. Dies können Schwitzen, Zittern, Schwindel oder zum Beispiel weiche Knie sein. Während eines Angstanfalles müssen nicht alle drei Ebenen betroffen sein. Die Angst kann auch nur eine oder zwei der Ebenen betreffen.

Auch können verschiedene Formen der Angst unterschieden werden. Wenn wir umgangssprachlich von einer ängstlichen Person sprechen, meinen wir meist die Persönlichkeitseigenschaft „Ängstlichkeit". Außerdem gibt es Angst als Emotion. Sie kann uns vor realistischen Gefahren warnen. So schützt sie uns. Die krankhafte Angst erleben wir oft als belastend, weil wir merken, dass sie übertrieben ist. Zudem schränkt pathologische Angst die Betroffenen häufig ein. Dieses Vermeidungsverhalten kann belastend und unangenehm sein. Zudem wird häufig das Gefühl eines Kontrollverlustes erlebt. Außerdem treten die Angstreaktionen häufig regelmäßig oder ständig auf. Daher leiden Betroffene meistens unter ihrer krankhaften Angst. Die Angst kann dabei alle möglichen Objekte und Situationen betreffen, es gibt praktisch keine Grenzen. Ob Fremde (Xenophobie), scharfe Objekte (Aichmophobie) oder Donner (Brontophobie), Menschen können sich theoretisch vor allem fürchten, sogar davor, vor etwas Angst zu haben.

Von den meisten Ängsten sind durchschnittlich mehr Frauen als Männer betroffen. Bei der spezifischen Phobie sind es zum Beispiel sogar doppelt so viele Frauen wie Männer. Meistens erkranken Betroffene in jungen Jahren, je nach Typ in der Jugend oder mit Mitte 30. So ist das erste Auftreten der sozialen Phobie zum Beispiel eher früh mit unter 20 Jahren. Die generalisierte Angststörung tritt dagegen meistens mit etwa 35 Jahren auf. Neben dem Geschlecht ist auch der Familienstand ein Risikofaktor, um an einer Angststörung zu erkranken. Getrennt lebende, geschiedene oder verwitwete Menschen sind besonders oft betroffen. Hausfrauen ohne Berufstätigkeit leiden häufig an der generalisierten Angststörung. Bei einigen Angststörungen konnte außerdem ein genetischer Zusammenhang festgestellt werden.

So etwa scheinen die Panikstörung und die generalisierte Angststörung auch genetisch bedingt zu sein. Für eine Panikstörung können belastende Lebensereignisse, wie bedrohliche Erlebnisse, Tod, Schwangerschaft und Geburt oder die schwere Erkrankung des Partners, ein Auslöser sein. Keinen Einfluss auf die Entstehung einer Angststörung haben nach aktuellem Stand der Forschung der Berufsstatus, negative Kindheitserfahrungen oder der Unterschied, ob man auf dem Land oder in der Stadt lebt.

Da die Ängste selten von allein zurückgehen, belasten sie Betroffene oft zunehmend. Außerdem treten parallel häufig andere psychische Störungen auf. Vor allem im Langzeitverlauf ist die Erkrankung an weiteren Angststörungen, Depression oder Substanzabhängigkeit häufig. Im Falle einer ausgeprägten Begleiterkrankung ist professionelle Unterstützung umso wichtiger.

ANGSTSTÖRUNGEN

Angststörungen zählen zu den psychischen Störungen und begleiten viele Menschen im Laufe ihres Lebens. Sollten Sie das Gefühl haben, die Kontrolle über Ihre Angst zu verlieren, ist der Besuch eines Psychotherapeuten ratsam. Dieses Buch kann bei leicht ausgeprägter Angst helfen oder ergänzend zu professioneller Hilfe gelesen werden. Scheuen Sie sich daher nicht, einen Psychotherapeuten aufzusuchen. Vielleicht geht es Ihnen wie mir und Sie denken sich, dass Sie doch keine psychische Störung haben. Leider sind psychische Leiden in unserer Gesellschaft oft sehr vorurteilbehaftet. Ein Besuch des Therapeuten wird von den meisten Betroffenen als hilfreich empfunden. Und selbst wenn nicht, haben Sie ja nichts zu verlieren. Kommen Sie nun mit auf eine kleine Reise durch die Angst in der klinischen Psychologie.

Man unterscheidet viele Formen der Angststörungen. Grundsätzlich unterscheiden sich krankhafte, also pathologische Ängste inhaltlich nicht von der „normalen“ Angst. Allerdings ist krankhafte Angst so stark ausgeprägt, dass die Betroffenen sich im Alltag eingeschränkt fühlen. Beispielsweise meiden sie bestimmte Situationen oder können ihren Beruf nicht mehr ausüben. Erst bei Leidensdruck handelt es sich um krankhafte Angst, die behandelt werden sollte.

Phobien

In der klinischen Psychologie wird zwischen der spezifischen Phobie, der Agoraphobie (meist in Kombination mit der Panikstörung) und der sozialen Phobie unterschieden.

Die spezifische Phobie ist den meisten bekannt und kommt bei etwa jedem zehnten Menschen innerhalb des Lebens vor. Sie zeichnet sich durch eine extreme und dauerhafte Angst vor speziellen Situationen oder Objekten aus. Diese Angstauslöser sind jedoch objektiv, also für Außenstehende ungefährlich. Betroffene leiden so stark unter ihrer Angst, dass sie versuchen, die Situationen oder Objekte zu meiden. Es werden fünf Typen der spezifischen Phobie unterschieden:

- Tiertypus: Meist seit der Kindheit existierende Angst vor Spinnen, Hunden, Schlangen oder Insekten.
- Umwelttypus: Auch meist seit der Kindheit existierende Angst vor Naturereignissen, wie Sturm, Gewitter oder Fluten und Wasser.
- Situationstypus: Betroffene fürchten bestimmte Situationen, wie Züge, Tunnel, Fahrstühle oder Seilbahnen.
- Blut-, Spritzen- und Verletzungstypus: Starke Angst vor Ärzten, Spritzen oder Verletzungen. Wenn Sie unter dieser Angst leiden, fällt es Ihnen vermutlich besonders schwer, einen Arzt aufzusuchen. Sehen Sie dieses Buch aber nicht als Arztersatz, sondern eher als Ergänzung zu einer professionellen psychologischen Behandlung.

- Andere Arten: Angst vor speziellen Dingen, wie verkleidete Personen, Angst vor dem Ersticken oder vor Ansteckung.

Der situative Typus kommt in Deutschland am häufigsten vor, danach folgt die Tierphobie. Bei Kindern sind phasenweise starke Ängste Teil der normalen Entwicklung und sollten beobachtet werden. In der Regel verschwindet deren Angst nach einigen Wochen oder Monaten. Selten beginnen Phobien plötzlich im Erwachsenenalter. Meist sind sie bereits in der Kindheit erkennbar. Besonders der Umwelttypus und Blut-, Spritzen- und Verletzungstypus fangen früh an, oftmals vor dem neunten Lebensjahr. Situative Phobien können häufiger auch im mittleren Erwachsenenalter entstehen, meist nach einem traumatischen Erlebnis.

Sie erkennen die spezifische Phobie daran, dass Sie starke Angst vor einem Objekt oder einer Situation haben und dieses bzw. diese meiden. Die Angst tritt dabei immer auf, wenn Sie das gefürchtete Objekt sehen oder in der gefürchteten Situation sind. Sie empfinden Ihre Angst dabei als übertrieben und sind durch die Phobie stark belastet. Selbst der bloße Gedanke an den Angstauslöser löst Furcht bei Ihnen aus.

Die Angst ist meist sehr eng umgrenzt und betrifft beispielsweise ausschließlich Spinnen. Schwierig kann es sein, zu unterscheiden, ab wann die Angst krankhaft ist und behandelt werden sollte. Der Psychologe kann hierfür klinische Interviews verwenden, die deutlich machen, ob Ihre Angst pathologisch ist. Womöglich ist die Ausprägung bei Ihnen vollkommen normal oder Ihre Angst schützt Sie vor wahren Gefahren. Sollte dem so sein, können Sie dennoch die später erwähnten Entspannungstipps nutzen, um abzuschalten. Häufig tritt die spezifische Phobie gemeinsam mit anderen psychischen Krankheiten auf. So ist zum Beispiel die Verbindung mit anderen Angststörungen häufig. Auch Zwangserkrankungen oder affektive Störungen, wie die Depression, treten gemeinsam mit der Phobie auf.

Erklärungen für das Erkranken an der spezifischen Phobie gibt es viele. Ein bekanntes Erklärungsmodell stammt von Mowrer. Er erklärt Phobien damit, dass ihnen traumatische Erlebnisse vorausgehen. Diese lösen die Angst aus und sorgen dafür, dass Betroffene vermeintliche Gefahren meiden. Wenn Sie zum Beispiel aus Angst um alle Spinnen einen weiten Bogen machen, lernen Sie nicht, dass die Tiere Ihnen nichts tun. So wird die Angst aufrechterhalten. Dabei richtet sich die Phobie vor allem gegen Objekte, die unseren Vorfahren auflauerten. Es ist in unseren Genen verankert, vor gewissen Dingen Angst zu haben. Bei Phobikern ist diese Angst besonders stark und belastend. Außerdem können wir eine Phobie entwickeln, indem wir andere beobachten. Erlebt ein Kind beispielsweise, dass seine Mutter immer kreischend vor Spinnen flieht, wird es vermutlich ebenfalls Angst vor den Tieren haben. Auch ständige Warnungen der Eltern sind möglicherweise ein Auslöser der Angst. Hört ein Kind andauernd, wo im Alltag Gefahren lauern, vor denen es sich schützen soll, wird es schnell eine Phobie entwickeln.

Behandelt wird die spezifische Phobie damit, dass Betroffene dem gefürchteten Reiz ausgesetzt werden. Am effektivsten ist es dabei, das Objekt in Realität zu sehen und zum Beispiel zu berühren. Ist es für Sie auf keinen Fall möglich, die Spinne zu berühren oder auf das Hochhaus zu steigen, beginnen Sie mit kleinen Schritten. Vielleicht schaffen Sie es, das Foto einer Spinne genau zu betrachten oder sich vorzustellen, in luftiger Höhe zu stehen. Stück für Stück nähern Sie sich so dem realen Objekt an. Diese Konfrontation sollten Sie so oft durchführen, bis Ihre Angst nachlässt.

Diese Überwindung kann anfangs schwerfallen, bald werden Sie jedoch eine Besserung bemerken. Vorsicht ist geboten bei der Angst vor Blut, Verletzungen und Spritzen. Hierbei besteht die Gefahr, dass Sie in Ohnmacht fallen. Führen Sie daher niemals unbeaufsichtigt eine Reizkonfrontation durch! Bei diesem Typus sinkt der Blutdruck, im

Gegensatz zu anderen Phobien, stark ab. Unter professioneller Anleitung können Sie jedoch Entspannungstechniken erlernen, um Ihre Phobie loszuwerden.

Soziale Phobie

Die soziale Phobie zeichnet sich durch starke Angst in sozialen Situationen aus. Dabei verfügen Betroffene über soziale Kompetenzen, haben aber dennoch große Angst vor bestimmten Ereignissen. Auslöser sind oft Vorträge vor großem Publikum oder wichtige Gespräche, beispielsweise mit dem Vorgesetzten. Den Betroffenen bereiten Leistungssituationen große Sorge. Besonders die Bewertung durch andere Personen ist dabei gefürchtet. Aber auch alltägliche Situationen können für Betroffene zur Qual werden, wie zum Beispiel eine Mahlzeit in der Öffentlichkeit oder das Unterschreiben an der Supermarktkasse, während viele Leute warten müssen.

Jede soziale Situation, die in der Öffentlichkeit stattfindet, kann die Angst auslösen. Dabei ist es von Person zu Person unterschiedlich, was genau zur Angst führt. Individuell verschieden ist auch, ob Betroffene nur eine bestimmte soziale Situation fürchten, wie beispielsweise Referate zu halten, oder ob sich die Angst auf viele verschiedene Situationen bezieht. Dann spricht man von einer generalisierten Ausprägung. Auch die Symptome unterscheiden sich stark zwischen den Betroffenen. Einige erleben die Angst nur subjektiv, sodass Außenstehende sie kaum wahrnehmen.

Andere erleben starke körperliche Symptome, wie Zittern oder Erröten. Da die Betroffenen Angst davor haben, dass ihre Angst für andere Menschen sichtbar wird, vermeiden sie gefürchtete Situationen oder stehen sie nur mit Sicherheitsverhalten durch. Dazu zählt zum Beispiel, Alkohol zu trinken, um lockerer zu werden, oder den Vortrag auswendig zu lernen. Durch die Verhaltensweisen kommt es für die Ängstlichen zwar kurzfristig zu einer Besserung, langfristig sind die

Maßnahmen jedoch hinderlich. Sie führen dazu, dass die Angst aufrechterhalten wird. Die Aufmerksamkeit der Betroffenen wird verstärkt auf die Angstsymptome gelenkt und sie erleben keine korrektiven Erfahrungen.

Wer nur Vorträge hält, die er exakt auswendig gelernt hat, und mit luftiger Kleidung auftritt, um nicht zu schwitzen, erfährt nicht, dass es auch ohne die Sicherheitsmaßnahmen gut klappt. Oftmals generieren Betroffene vor der gefürchteten Situation Bilder von sich, die übertrieben sind und große Erwartungsängste auslösen. Stellt sich jemand detailliert vor, beim Gespräch knallrot anzulaufen und zu stottern, wird er die Situation noch mehr fürchten. Auch nach dem Ereignis grübeln viele sozial Ängstliche über ihre vermeintlichen Fehler. Ihr Fokus liegt dabei auf den eigenen Fehlern, die sie schneller wahrnehmen und an die sie sich eher erinnern. So fallen ihnen viel mehr peinliche Situationen ein, in denen sie „versagt" haben, obwohl andere die Patzer kaum bemerkt haben.

Diagnosekriterien für die soziale Phobie ist primär die Angst, sich in der Öffentlichkeit peinlich zu verhalten. Außerdem das Vermeiden, im Mittelpunkt zu stehen oder generell Situationen aufzusuchen, in denen man bewertet wird. Dazu können zum Beispiel Partys oder Telefonieren in der Öffentlichkeit gehören. In der gefürchteten Situation kommt es meistens zudem zu Erröten, Zittern, Harndrang oder Angst davor, zu erbrechen. Dabei sind sich die Betroffenen bewusst, dass ihre Angst übertrieben ist, und sie erleben die Symptome und das Sicherheits- und Vermeidungsverhalten als emotionale Belastung.

Häufig tritt die soziale Phobie in Verbindung mit anderen psychi schen Störungen auf. Betroffene greifen beispielsweise nicht selten zu Rauschmitteln und entwickeln eine Suchterkrankung. Manche Symptome werden leicht mit anderen Störungen verwechselt. Ein Profi kann Ihre Symptome von anderen Störungen unterscheiden. So erleben viele Depressive ebenfalls, dass sie soziale Ereignisse, wie Feiern, meiden.

Dies jedoch nicht aus Angst, sondern aus Interesselosigkeit. Meistens treten soziale Phobien im Jugendalter vor dem 16. Lebensjahr auf. Etwa 10 % der Deutschen sind im Laufe ihres Lebens von der Angst betroffen. Damit zählt die soziale Phobie zu einer der am häufigsten verbreiteten Angststörungen. Mit zunehmendem Alter nimmt das Vermeidungsverhalten meist zu. Selten finden Erkrankte allein aus der Angst. Im Durchschnitt suchen Leidende erst nach dem 30. Lebensjahr professionelle Hilfe. Je später der Besuch des Arztes oder Psychologen erfolgt, desto schwieriger wird es, die Phobie zu bekämpfen. Sollten Sie sich in den aufgeführten Symptomen wiederfinden, zögern Sie nicht und suchen Sie sich Hilfe!

Als Auslöser der sozialen Phobie werden oft frühe Lernerfahrungen genannt. Schulabbrüche, Konflikte mit den Eltern oder Sitzenbleiben scheinen mögliche Auslöser für die Angst zu sein. Auch wenn Kinder wenig soziale Erfahrungen sammeln können, etwa, weil die Eltern sie von Fremden fernhalten, wird die Störung begünstigt. Womöglich bilden die Kinder dadurch hinderliche Einstellungen zu sozialen Situationen heraus, die die Entstehung der sozialen Phobie begünstigen. Auch angeborene Temperamentsmerkmale können den Interaktionsstil beeinflussen und die Störung begünstigen.

Mithilfe des kognitiven Modells (von Clark und Wells) können Sie die soziale Phobie besser verstehen lernen. Dem Modell zufolge werden bereits im Vorfeld der sozialen Situation Grundannahmen aktiviert. Dies können zum Beispiel Sätze sein, wie, „Ich bin ein Außenseiter“, oder, „Die Zuhörer wollen nur über mich lästern“. Im nächsten Schritt wird die Situation als bedrohlich wahrgenommen. Durch die aufkommende Angst erlebt die betroffene Person körperliche Angstsymptome, wie Zittern oder Schwitzen. Diese Körperreaktionen scheinen den Gedanken zu bestätigen, dass die Situation bedrohlich ist. Zudem leiden Betroffene unter belastenden Verarbeitungsprozessen und dysfunktionaler Aufmerksamkeitsausrichtung. Während der Situation beachten sie zum Beispiel ihre eigenen Fehler übertrieben genau und suchen nach eigenen Missgeschicken.

Durch Sicherheitsverhalten wird die Angst verstärkt und die fehlerhaften Gedanken erscheinen bestätigt. Meistert der Betroffene eine soziale Situation nur unter starker Angst, werden auch zukünftige soziale Ereignisse als bedrohlich bewertet. Dies verstärkt die Störung noch weiter. Auch die Einnahme von Medikamenten und Beruhigungsmitteln verstärkt die Angst noch weiter. Die Einnahme wird ebenfalls als Sicherheitsverhalten gesehen.

Da Sie nun einiges über die soziale Phobie wissen, können Sie beginnen, gegen sie zu arbeiten. Ihr Ziel sollte sein, das Vermeiden sozialer Situationen und Sicherheitsverhalten zu unterlassen. Dieser Prozess kann sehr anstrengend sein. Auch hier gilt, dass Sie nicht vor psychotherapeutischer Hilfe zurückschrecken sollten. Notieren Sie nun alle von Ihnen gefürchteten Situationen in hierarchischer Reihenfolge. Beginnen Sie mit einer noch erträglichen Situation und enden Sie mit dem für Sie persönlich schlimmsten Szenario. Um die Angst loszuwerden, sollten Sie sich zunächst eine eher harmlose Situation aussuchen. Das könnte etwa das Vorlesen eines unbekannten Textes sein oder das Ansprechen von Passanten in der Fußgängerzone.

Versuchen Sie, diese durchzustehen, ohne Sicherheitsverhalten anzuwenden. Beobachten Sie dabei Ihre Angst: Lässt sie nach? Notieren Sie den Verlauf Ihrer Angst. Sie können dafür zum Beispiel Zahlen von 0 bis 10 verwenden oder Smileys. Wiederholen Sie diese Konfrontation möglichst oft. Je gefürchteter eine Situation für Sie ist, desto schneller werden Sie ein Nachlassen der Angst bemerken. Nach und nach lernen Sie dadurch, dass die Angst auch ohne die Sicherheitsstrategien abnimmt. Des Weiteren gewinnen Sie durch die Erfolgserlebnisse Sicherheit in sozialen Situationen zurück.

Bestenfalls erkennen Sie Ihre Denkfehler und problematischen Grundannahmen. Diese negativen Konzepte aufzudecken, kann der erste Schritt zu mehr Selbstvertrauen sein. Den Effekt steigern Sie, indem Sie bewusst Fehler in der Öffentlichkeit machen. Beobachten Sie dabei Ihr Umfeld: Reagieren Ihre Mitmenschen wie erwartet? Beispielsweise können Sie absichtlich einen Lesefehler machen oder an der Supermarktkasse behaupten, nicht genug Geld dabei zu haben.

In der Psychotherapie werden zur Behandlung der sozialen Phobie außerdem Gruppentherapien genutzt. Dieses Vorgehen bietet viele Vorteile, zum Beispiel können Sie in der meist sechsköpfigen Gruppe das Vortragen und Reden üben und von anderen Betroffenen lernen. Der Austausch mit Gleichgesinnten ist ebenfalls hilfreich. Diesen finden Sie auch in einer Selbsthilfegruppe. Das Anmelden dort ist bereits Teil der Konfrontation mit angstauslösenden Reizen. Auch der Besuch eines Therapeuten kostet Überwindung. Sie werden aber bald dankbar für die Unterstützung sein.

Agoraphobie

Bei der Agoraphobie fürchten Betroffene Orte, von denen sie nur schwer fliehen können. Diese werden vermieden. Dazu zählen zum Beispiel öffentliche Plätze wie Märkte, öffentliche Verkehrsmittel, Fahrstühle, Tunnel, Menschenmengen, Brücken, Warteschlangen, Stadien oder Einkaufszentren. Erkrankte fürchten, von diesen Orten nicht entkommen zu können. Sie können entweder nicht schnell an einen sicheren Ort gelangen oder das Fliehen ist mit Scham verbunden. Die Angst und die Vermeidung führen zu emotionaler Belastung.

In einem gefürchteten Szenario erleben Patienten Symptome, wie etwa Herzrasen, Schwindel, Atemnot, Schweißausbrüche oder Benommenheit. Die Symptome ähneln der Panikstörung. Oft tritt die Agoraphobie als Folge der Panikstörung auf. Ist das Vermeidungsverhalten stark ausgeprägt, meiden Betroffene jegliche Aktivitäten und verlassen manchmal kaum mehr das Haus. Manche durchstehen potenziell gefährliche Situationen nur in Begleitung einer vertrauten Person. Um

Herzrasen und Schwitzen zu vermeiden, wird Anstrengung wie bei Sport oder Hitze gemieden. Der Alltag der Patienten ist daher stark eingeschränkt. Da sie oft in Kombination mit der Panikstörung auftritt, wird die Agoraphobie ähnlich diagnostiziert und behandelt.
Zur Diagnostik werden neben strukturierten klinischen Interviews Probleme genau analysiert. Die typischen Gedanken während einer Attacke werden erarbeitet und Informationen zu Angstauslösern und den Körperempfindungen eingeschätzt. Dafür werden Symptomtagebücher verwendet. Hier trägt der Patient genau Ort, Dauer und Intensität einer Attacke ein. Auch Verhaltensexperimente werden gerne in der Psychotherapie der Agoraphobie genutzt.

Zudem werden mögliche körperliche Erkrankungen genau geprüft. Da Agoraphobiker viele Situationen im Alltag vermeiden, erleben sie seltener Panikattacken. Dies bedeutet jedoch nicht, dass die Störung bei ihnen nicht ausgeprägt ist. Über 50 % der Menschen mit einer Panikstörung leiden unter Agoraphobie. Der Beginn der Störung liegt meist im jungen Erwachsenenalter. Bei Männern kommt die Störung zudem oft nach dem 40. Lebensjahr vor. Meist gehen der ersten Panikattacke gravierende Lebensereignisse voraus, zum Beispiel der Tod einer nahestehenden Person oder eine Trennung.

Die Entstehung der Agoraphobie kann durch die Gene begünstigt werden. Als Erklärung können zudem Störungen im Neurotransmittersystem genannt werden. Das serotonerge, das noradrenerge und das GABA-System sind nach aktuellem Forschungsstand an der Entstehung beteiligt. Daher wirken sich Antidepressiva günstig auf die Entwicklung der Agoraphobie aus. Im Gehirn kann eine Panikattacke in der Amygdala lokalisiert werden. Hier entsteht eine Erwartungsangst. Im Hippocampus kann das Vermeiden vermeintlich gefährlicher Situationen oder Orte lokalisiert werden. Während einer Panikattacke kommt es zu einem Aufschaukelungsprozess. Die Wahrnehmung, Gefühle, Gedanken und Körperreaktionen sind daran beteiligt.

Eine Panikattacke beginnt mit einer körperlichen Veränderung. Bei der Agoraphobie wird dies zum Beispiel durch Hitze in einer vollen Straßenbahn ausgelöst. Es können auch mehrere Ursachen sein, die nicht immer offensichtlich sind. Der Betroffene nimmt diese Körperreaktionen wahr und interpretiert sie als Gefahr. Dadurch wird Angst ausgelöst und so werden die körperlichen Veränderungen verstärkt. Zum Beispiel schlägt das Herz noch schneller und man schwitzt umso mehr. Der Betroffene sieht die Vermutung bestätigt und nimmt die Situation als noch bedrohlicher wahr. Zudem achtet er besonders auf Reize, die auf Gefahr hindeuten. Er sucht also nach potenziellen Gefahren. Außerdem achtet er besonders auf weitere körperliche Reaktionen. Bei der Agoraphobie wird ein traumatisches Erlebnis mit der Angst verknüpft. Daher vermeiden Betroffene diese Situation oder den Ort und verstärken so die Angstreaktion.

Behandelt werden können Panikattacken mit Psychopharmaka wie SSRI oder Benzodiazepine. Hier besteht jedoch die Gefahr der Abhängigkeit. Es kommt zudem oft zu Rückfällen. Generell ist eine langfristige Therapie zu empfehlen. Hierfür wird die kognitive Verhaltenstherapie gerne genutzt. Der Patient erfährt in der Psychoedukation zunächst alles zur Entstehung seiner Angststörung. Er erarbeitet den Teufelskreis aus Körperreaktion, Wahrnehmung und Interpretation. Anschließend sollen logische Fehler mithilfe der Reattribuierung aufgedeckt werden.

Der Patient soll seine Annahmen kritisch hinterfragen und zu Ende denken. Zudem wird er mit gefürchteten Reizen konfrontiert. Dabei wird die Situation, in der eine Panikattacke auftreten könnte, bewusst aufgesucht, zum Beispiel Bahn fahren oder die Benutzung eines Aufzugs. Anfangs geschieht dies mit dem Therapeuten zusammen, später allein. Dabei gewöhnt sich der Betroffene langsam an die Angst und sie lässt nach. Nach genügend Übung löst eine Situation nur noch sehr leichte Angst aus. Ist dieser Punkt erreicht, bekommt der Patient Tipps und Techniken, wie er zukünftige Attacken vermeiden kann, mit auf den Weg.

Generalisierte Angststörung

Die generalisierte Angststörung wird auch GAD oder GAS abgekürzt. Sie zeichnet sich durch anhaltende, sehr ausgeprägte Sorgen und Befürchtungen aus, die als unangemessen und unkontrollierbar erlebt werden. Im Gegensatz zur spezifischen Phobie beziehen die Sorgen sich nicht auf ein bestimmtes Objekt oder eine spezielle Situation. Sie betreffen vielmehr viele verschiedene Lebensbereiche. Häufig folgen viele Sorgen aufeinander und es kommt zu automatisierten „Sorgenketten". Betroffene vermeiden gefürchtete Situationen.

Sie schauen beispielsweise keine Nachrichten, öffnen ihre Post nicht oder lesen keine Unfallberichte in der Zeitung. Zudem ist Rückversicherungsverhalten verbreitet. Dies können übertrieben häufige Anrufe bei Familienmitgliedern oder Freunden sein oder unverhältnismäßiges Fürchten um ihr Wohlergehen. Betroffene müssen dieses Rückversichern zur Beruhigung durchführen. Allerdings müssen die Informationen stets erneuert werden und das Verhalten wird wiederholt. Dadurch ergibt sich ein Teufelskreis mit um die Sorgen kreisenden Gedanken.

Die Sorgen der Patienten mit generalisierter Angststörung können in zwei Gruppen eingeteilt werden. Typ-I-Sorgen werden auch Alltagssorgen genannt und befassen sich mit alltäglichen Ereignissen, wie Unfälle oder Krankheiten. Typ-II-Sorgen sind auch als Metasorgen bekannt und als Sorgen über Sorgen vom ersten Typ abzugrenzen. Im Rahmen der Typ-II-Sorgen können die Alltagssorgen sowohl negativ als auch positiv bewertet werden. Durch die andauernde Angst klagen Betroffene über Konzentrationsprobleme, Verspannungen, Schlafstörungen, Ruhelosigkeit, Nervosität und Reizbarkeit. Sollten diese

Beschwerden und Ihre übermäßigen Sorgen über sechs Monate fast täglich vorliegen, leiden Sie unter der generalisierten Angststörung.

Oft suchen Betroffene erst nach vielen Jahren Hilfe. Suchen Sie daher lieber zu früh als zu spät einen Psychologen auf. Womöglich haben Sie sich an Ihre „ängstliche Persönlichkeit" gewöhnt. Vielleicht waren Sie auch schon beim Hausarzt, der keine psychische Störung festgestellt hat. In der Psychotherapie wird man Ihrer Angst genau auf den Grund gehen und sie mithilfe klinischer Interviews diagnostizieren. Um sich Ihrer Befürchtungen bewusster zu werden, kann ein Sorgentagebuch helfen. Dort tragen Sie detailliert all Ihre Sorgen jeden Tages ein. Versuchen Sie, den genauen Auslöser, den Inhalt der Sorgen, das Vermeidungsverhalten und die kurz- und langfristigen Konsequenzen Ihrer Angst aufzuschreiben. Nach einigen Tagen erhalten Sie einen Überblick, was Sie sorgt.

In Hausarztpraxen ist die generalisierte Angststörung die am häufigsten vorkommende Angststörung. In Deutschland sind etwas über 5 % von der GAS betroffen. Dabei leiden Frauen doppelt so häufig an der Störung als Männer. Sie tritt vermehrt im höheren Lebensalter auf, am verbreitetsten ist die GAS bei 35- bis 45-Jährigen. Häufig tritt die generalisierte Angststörung in Verbindung mit anderen Störungen, wie Depressionen, anderen affektiven Störungen oder Angststörungen, auf. Wird sie nicht behandelt, ist eine Heilung sehr unwahrscheinlich.

Erklärt werden kann die generalisierte Angststörung unter anderem mit der Genetik. Anhand von Studien mit Zwillingen konnte gezeigt werden, dass die Gene eine entscheidende Rolle bei der Entstehung der GAS spielen. Des Weiteren ist von einer genetischen Verknüpfung mit der Major Depression auszugehen. Außerdem scheinen neurologische Prozesse bedeutsam zu sein. Einige Gehirnareale sind bei Betroffenen besonders aktiv. Zum Beispiel ist der laterale Frontalcortex nach aktuellem Forschungsstand entscheidend für die Entstehung der generalisierten Angststörung. Auch kognitiv kann die Angst erklärt werden. Patienten der GAS nehmen Informationen verzerrt wahr.

Außerdem beachten sie potenzielle Gefahren besonders stark. Durch diese erhöhte Wachsamkeit gegenüber diesen vermeintlichen Gefahren interpretieren sie mehrdeutige Reize eher als bedrohlich. Außerdem haben die Metasorgen (Typ-II-Sorgen) einen aufrechterhaltenden Effekt auf die Störung. Sind sie positiv, werden Typ-I-Sorgen aktiviert und verstärkt, wenn eine befürchtete Katastrophe nach intensivem Grübeln nicht geschieht. Da die Sorgen über Sorgen immer weiter zunehmen, versuchen Betroffene zunehmend, Typ-I-Sorgen zu unterdrücken. Dadurch beschäftigen sie sich jedoch vermehrt mit den Sorgen und verstärken diese in Intensität und Dauer. Letztendlich werden dadurch wiederum die Metasorgen verstärkt.

Oftmals leiden Betroffene unter Defiziten in der Emotionsregulation. Der Sorgenkreislauf ist dabei eine Bewältigungsstrategie, um mit belastenden Gefühlen umzugehen oder noch negativere Bewusstseinsinhalte zu vermeiden. Sie steigern sich bis zu einem gewissen Punkt in die Angst. Sobald diese sich einer Katastrophe nähert, springen Patienten gedanklich zu anderen Sorgen. Dadurch denken sie nicht zu Ende und können keine Bewältigungsstrategien entwickeln. Durch den abrupten Themenwechsel fällt die Angst kurzfristig ab. Dadurch gewöhnen sich Betroffene an das Springen und die Symptome werden beibehalten. Außerdem können die Sorgen aufrechterhalten werden, wenn sie eine Funktion für den Betroffenen darstellen. Zum Beispiel erfahren Patienten durch ihre ständigen Befürchtungen und Nachfragen Zuwendung und Aufmerksamkeit von ihren Mitmenschen. Außerdem werden wichtige Beziehungen aufrechterhalten. Für einige Erkrankte besteht ein Teil ihres Lebenssinnes im Kümmern um ihre Familie.

Eine verbreitete Behandlung der generalisierten Angststörung in der Psychiatrie ist mithilfe von Psychopharmaka. Jedoch ist dieses Vorgehen als problematisch anzusehen, da die verwendeten Medikamente

ein hohes Suchtpotenzial haben. Allgemein nimmt die Besserung sofort ab, sobald das Medikament nicht mehr eingenommen wird. Eine Methode ohne Pharmaka ist die angewandte Entspannung. Zunächst erlernen Patienten Entspannungsverfahren, um eine gezielte Entspannungsreaktion des Körpers herbeizuführen. Anschließend werden mithilfe von Sorgentagebüchern die Auslöser der Sorgen identifiziert. Nun sollen die Betroffenen die Entspannungsmethoden immer dann anwenden, wenn sie einen typischen Auslöser ihrer Sorgen wahrnehmen. Nach etwas Übung führt diese Methode bei vielen zur Besserung.
In der Psychotherapie erklärt der Therapeut zunächst die Entstehung von Angst allgemein und der generalisierten Angststörung. Dabei werden einige Punkte angesprochen, die Sie bereits in diesem Buch erfahren haben. Danach soll mit der kognitiven Umstrukturierung erlernt werden, die Sorgen (Typ I) zu überprüfen. Wie realistisch sind sie? Die oft übertrieben eingeschätzte Wahrscheinlichkeit einer Katastrophe wird mit dem „Realitäts-Check" korrigiert.

Die negativen Bewertungen im Vorfeld einer Situation sollen außerdem reduziert werden. So erlangen Patienten Stück für Stück mehr Zuversicht und sehen Situationen optimistischer. Durch sachliche Fragen werden die Sorgen zu Ende gedacht und entkatastrophisiert. Die Typ-II-Sorgen werden behandelt, indem zunächst die objektiven Vor- und Nachteile der Befürchtungen erarbeitet werden. Ziel ist es, dass der Betroffene erkennt, welche Schwierigkeiten durch das Grübeln entstehen. Sorgen sollen als mentale Phänomene gesehen werden, die wieder verschwinden, wenn man sie nicht zu sehr beachtet. Dabei lernen Betroffene, zu unterscheiden, welche Sorgen nützlich oder hilfreich sind und welche nicht weiter beachtet werden sollten.

Schließlich soll mit der Sorgenexposition gezielt bis zum Ende gedacht werden. Der Patient sucht sich dafür ein konkretes Szenario aus und stellt es sich möglichst bildhaft vor. Die Situation muss konkret und detailliert vorgestellt werden. Dadurch steigt die Angst zunächst an, fällt dann aber langsam ab. Diese Gewöhnung sollte mehrmals wiederholt werden. Nach dem erfolgreichen Gedankenexperiment wird die Konfrontation mit den Befürchtungen in der Realität wiederholt. Der Patient stellt sich gezielt seiner Angst in bestimmten Situationen. Beispielsweise könnte ein Patient bewusst schlimme Nachrichten in der Zeitung lesen. Dabei wird versucht, Rückversicherungsverhalten zu unterbinden. Ist die Therapie erfolgreich durchgestanden, sind viele Patienten lange Zeit von ihren krankhaften Sorgen befreit.

Panikstörung

Einzelne Panikattacken sind normal und treten bei vielen Menschen im Laufe ihres Lebens auf. Treten Panikattacken plötzlich und mehrmals auf, ist das ein Hinweis für eine Panikstörung. Als Panikattacke wird ein zeitlich begrenzter Zustand starker Angst bezeichnet. Betroffene erleben starke körperliche Reaktionen, wie Herzrasen, Schwindel, Atemnot, Schweißausbrüche oder Benommenheit.

Die in Deutschland am häufigsten vorkommenden Symptome sind Herzrasen und Hitzewallungen bei über 80 % der Betroffenen, zudem Zittern, ein Beklemmungsgefühl, Benommenheit und Schwitzen bei über 70 %. Gleichzeitig erleben sie Ängste, die sich auf die Körpersymptome beziehen. Dazu zählt zum Beispiel die Angst, zu sterben, Angst vor Kontrollverlust oder Angst, verrückt zu werden. Entscheidend ist dabei, dass die Panikattacken spontan und plötzlich auftreten. Da kein Auslöser identifizierbar ist, haben Patienten der Panikstörung ständig Furcht davor, erneut eine Panikattacke zu erleben.

Nach wenigen Minuten erreicht der Angstanfall seinen Höhepunkt und lässt innerhalb einer halben Stunde nach. Einzelne solcher Attacken sind durchaus normal und kommen im Leben vieler Menschen vor. Erst bei vielen solcher Attacken ist von der Panikstörung zu sprechen. Haben sie innerhalb eines Monats nach der Attacke ständig Sorgen vor einer weiteren, leiden sie vermutlich unter der Panikstörung.

Außerdem charakteristisch ist das Grübeln über die Konsequenzen oder die Bedeutung der Panikattacke und, wenn Betroffene ihr Verhalten deutlich verändern, um eine Attacke zu vermeiden oder durchzustehen. Dazu zählt zum Beispiel das Mitführen bestimmter Medikamente oder medizinischer Hilfe. Zwischen den Attacken liegen angstfreie Zeiträume. Zur Diagnostik werden neben strukturierten klinischen Interviews Probleme genau analysiert. Die typischen Gedanken während einer Attacke werden erarbeitet und Informationen zu Angstauslösern und den Körperempfindungen eingeschätzt. Dafür werden Symptomtagebücher verwendet. Hier trägt der Patient genau Ort, Dauer und Intensität einer Attacke ein. Auch Verhaltensexperimente werden gerne in der Psychotherapie der Panikstörung genutzt. Zudem werden mögliche körperliche Erkrankungen genau geprüft. Da Betroffene viele Situationen im Alltag vermeiden, erleben sie seltener Panikattacken. Dies bedeutet jedoch nicht, dass die Störung bei ihnen nicht ausgeprägt ist. Über 50 % der Menschen mit einer Panikstörung leider unter Agoraphobie. Der Beginn der Störung liegt meist im jungen Erwachsenenalter. Bei Männern kommt die Störung zudem oft nach dem 40. Lebensjahr vor. Oft gehen der ersten Panikattacke gravierende Lebensereignisse voraus, zum Beispiel der Tod einer nahestehenden Person oder eine Trennung.

Die Entstehung der Panikstörung kann durch die Gene begünstigt werden. Als Erklärung können zudem Störungen im Neurotransmittersystem genannt werden. Das serotonerge, noradrenerge und GABA-System sind nach aktuellem Forschungsstand an der Entstehung beteiligt. Daher wirken sich Antidepressiva günstig auf die Entwicklung der Agoraphobie aus.

Im Gehirn kann eine Panikattacke in der Amygdala lokalisiert werden. Hier entsteht eine Erwartungsangst. Im Hippocampus kann das Vermeiden vermeintlich gefährlicher Situationen oder Orte lokalisiert werden. Während einer Panikattacke kommt es zu einem

Aufschaukelungsprozess. Die Wahrnehmung, Gefühle, Gedanken und Körperreaktionen sind daran beteiligt. Die Panikattacken werden mit verschiedenen Modellen erklärt, die alle hilfreich beim Verstehen der Störung sein können. Hier als Beispiel ein psychophysiologisches Modell von Margraf und Ehlers.

Erklärungsmodell der Panikstörung (nach Margraf und Ehlers):

Generell besagt das Modell, dass Betroffene eine körperliche Reaktion wahrnehmen und diese als Gefahr interpretieren. Dadurch kommt es zur Angstreaktion. Zu Beginn eines Panikanfalls stehen körperliche und psychologische Veränderungen. Dies können zum Beispiel Schwindel, Herzklopfen, Schwindel, Gedankenrasen oder Konzentrationsprobleme sein. Hervorgerufen werden sie durch verschiedene Auslöser. Oft ist die Kombination mehrerer Auslöser entscheidend. Zu ihnen zählen unter anderem Anstrengung durch zum Beispiel Sport, Hitze, Medikamente oder eine stressige Situation. Auch durch übertriebenes Suchen nach Symptomen und einer starken Aufmerksamkeitsfokussierung auf mögliche körperliche Veränderungen können Symptome ausgelöst werden.

Im zweiten Schritt werden diese Symptome wahrgenommen. (Nur das, was wir bemerken, kann uns auch Angst machen). Anschließend ist es entscheidend, dass es zu einer gedanklichen Verbindung der Körperreaktionen mit Gefahr kommt. Da somit Angst aufsteigt, kommt es zu weiteren körperlichen Veränderungen. Beispielsweise schwitzen Betroffene noch mehr und das Herz schlägt noch schneller.

Zudem kommt es zu mehreren Rückkoppelungsprozessen. Das bedeutet, dass die verschiedenen Stufen nicht nur einmal durchlaufen werden. In rascher Abfolge können sie mehrfach auftreten. Zum Beispiel bemerkt der Betroffene nach der aufsteigenden Angst, dass er zu zittern beginnt, nimmt das wiederum wahr und assoziiert es mit Gefahr. So kann erklärt werden, dass es bei Panikattacken oft sehr schnell zu einer starken körperlichen Reaktion kommt. Durch das erhöhte Erregungsniveau und die Angst vor weiteren Panikattacken wird die Störung aufrechterhalten. Zudem vermeiden Betroffene häufig vermeintlich auslösende Situationen und Objekte.

Dem Modell zufolge nimmt die Panikattacke ab, sobald der Betroffene sich an sie gewöhnt oder ermüdet. Zudem können Bewältigungsstrategien wie Ablenkung oder Schonung Panikattacken vermeiden.

Eine Panikattacke beginnt mit einer körperlichen Veränderung. Bei der Panikstörung wird dies zum Beispiel durch Hitze in einer vollen Straßenbahn ausgelöst. Es können auch mehrere Ursachen sein, die nicht immer offensichtlich sind. Der Betroffene nimmt diese Körperreaktionen wahr und interpretiert sie als Gefahr.

Dadurch wird Angst ausgelöst und so werden die körperlichen Veränderungen verstärkt. Zum Beispiel schlägt das Herz noch schneller und man schwitzt umso mehr. Der Betroffene sieht die Vermutung bestätigt und nimmt die Situation als noch bedrohlicher wahr. Zudem achtet er besonders auf Reize, die auf Gefahr hindeuten. Er sucht also nach potenziellen Gefahren. Außerdem achtet er besonders auf weitere körperliche Reaktionen.

Oftmals geht der ersten Panikattacke ein traumatisches Erlebnis voraus, wie der Verlust des Partners oder der Arbeitsstelle. Behandelt werden können Panikattacken mit Psychopharmaka wie SSRI oder Benzodiazepinen. Hier besteht jedoch die Gefahr der Abhängigkeit. Es kommt zudem oft zu Rückfällen. Generell ist eine langfristige Therapie zu empfehlen. Hierfür wird die kognitive Verhaltenstherapie gerne genutzt.

Der Patient erfährt in der Psychoedukation zunächst alles zur Entstehung seiner Angststörung. Er erarbeitet den Teufelskreis aus Körperreaktion, Wahrnehmung und Interpretation. Anschließend sollen logische Fehler mithilfe der Reattribuierung aufgedeckt werden. Der Patient soll seine Annahmen kritisch hinterfragen und zu Ende denken. Des Weiteren wird der Patient mit gefürchteten internen Reizen konfrontiert. Dafür werden körperliche Symptome herbeigeführt. Hitze und Atemnot wird durch Belastung wie Sport erreicht. Beim Hyperventilationstest soll der Betroffene schnell atmen.

Durch schnelle Drehbewegungen des Kopfes wird Schwindel ausgelöst und Zittern durch starkes Anspannen der Muskeln. Vor und nach der Übung soll die erwartete und erlebte Körperreaktion notiert werden. Später vergleicht man beide Angaben. Abschließend bekommt der Patient Tipps und Techniken mit auf den Weg, wie er zukünftige Attacken vermeiden kann. Außerdem werden Entspannungstechniken zur Bewältigung der Panikstörung eingesetzt (siehe *Entspannungstechniken*). Die erfolgreiche Behandlung ist meist viele Jahre stabil.

Eine Provokation der Symptome, auch interozeptive Exposition genannt, könnte so aussehen:

Die folgenden Übungen werden vermutlich Angst oder Unbehagen bei Ihnen auslösen. Es ist dennoch wichtig, dass Sie die Symptome und die damit verbundene Angst zulassen. Unternehmen Sie nichts, um die Angst zu verhindern oder zu reduzieren. Überlegen Sie nach jeder Übung, ob die erwarteten Symptome eingetreten sind. Womöglich kennen Sie einige Symptome auch von Ihren Angstanfällen. Bitte gehen Sie ein Symptom nach dem anderen durch und lassen Sie Ihre Reaktionen auf sich wirken. Je länger Sie in einer Übung verweilen können, desto stärker wird der Effekt.

Beginnen Sie damit, Ihren Kopf im Stehen für mindestens 30 Sekunden zu schütteln. Achten Sie darauf, was Sie spüren. Notieren Sie, ob die Symptome wie erwartet eingetreten sind.

Schütteln Sie anschließend Ihren Kopf zwischen Ihren Knien. Führen Sie diese Übung ebenfalls mindestens 30 Sekunden durch. Richten Sie sich nach Ablauf der Zeit schnell auf. Auch nach dieser Systemprovokation schreiben Sie auf, ob Sie die erwarteten Reaktionen erfahren haben.

Für die nächste Symptomprovokation rennen Sie eine Minute lang auf der Stelle. Der Effekt verstärkt sich, wenn Sie dabei Treppen steigen. Auch hier notieren Sie Ihre Erfahrungen.

Eine weitere Übung zur Bewältigung Ihrer Panikattacken ist das Luft anhalten. Hören Sie für mindestens 30 Sekunden auf, zu atmen. Verfahren Sie dann wie bei den vorherigen Übungen.

Danach spannen Sie Ihre ganze Muskulatur an. Denken Sie an jeden noch so kleinen Muskel. Von den Fäusten über die Unterarme, die Schultern, den Bauch und die Beine bis hin zu den Füßen. Halten Sie diese Spannung so fest Sie können für über eine Minute. Auch nach dieser Übung notieren Sie Ihre Empfindungen.

Drehen Sie sich danach auf der Stelle. Diese Übung sollten Sie nur bei genügend Platz durchführen. Kreisen Sie mindestens eine Minute um Ihre eigene Achse. Vergessen Sie nicht, danach Ihre Erlebnisse aufzuschreiben.

Atmen Sie anschließend eine Minute lang durch einen Strohhalm. Notieren Sie Ihre Erfahrung und vergleichen Sie sie mit Ihren Befürchtungen.

Es können zudem Übungsmaterialien eingesetzt werden, die zur Symptomprovokation führen. Dazu zählt zum Beispiel ein Hyperventilationsaudio oder Schwindelbilder. So können Symptome, wie etwa Schwindel, Atemnot, Herzrasen, Derealisation oder weiche Knie, einfach provoziert werden.

In der Psychotherapie werden zur Behandlung der Panikstörung außerdem gerne Vierfelder-Schemata zum Motivationsaufbau genutzt. Dabei wählen Patient und Behandler ein Thema, das den Betroffenen beschäftigt, zum Beispiel die große Angst vor einem Herzinfarkt. Nun geht der Patient gedanklich mehrere Situationen durch. Er überlegt, was passieren würde, wenn seine Befürchtung eintritt (er in diesem Fall also einen Herzinfarkt bekommt) oder nicht (er keinen Infarkt erleidet). Dabei werden zwei Bedingungen unterschieden. Er stellt sich vor, er verhält sich so, als ob die Befürchtung eintritt (Sicherheitsmaßnahmen, Vermeidung etc.) oder nicht.

So kann er jeweils die Vor- und Nachteile der vier Optionen erarbeiten und vergleichen. In meinem Beispiel wäre das Verhalten, als ob der Herzinfarkt eintritt, dass der Patient sich hinsetzt und tief durchatmet, sobald sein Herz schneller schlägt. Außerdem meidet er Anstrengung und Sport und hat immer Notfallmedikamente dabei. Für diese Option gibt es zwei Fälle, entweder tritt die Befürchtung ein oder nicht. Bekommt er einen Herzinfarkt, die Befürchtung wird also wahr, sinkt durch seine Vorsichtsmaßnahmen die Wahrscheinlichkeit, an einem Infarkt zu sterben. Außerdem fühlt er sich sicherer. Gleichzeitig sind die Maßnahmen jedoch anstrengend und er muss auf vieles verzichten. Auch sein Umfeld ist genervt von der ständigen Vorsicht.

Die andere Möglichkeit wäre, dass die Befürchtung nicht eintritt. Der Vorteil seiner Sicherheitsmaßnahmen wäre, dass der Patient sich sicherer fühlt. Allerdings hätte er ohne Grund auf viele Dinge in seiner Freizeit und seinem Alltag verzichtet. Dann geht der Therapeut mit dem Patienten die zweite Möglichkeit durch. Wir nehmen an, der

Patient verhält sich so, als ob die Befürchtung nicht eintritt. Er würde alles tun, was er möchte. Außerdem würde er keine Hilfsmittel, wie Herzmedikamente, mitnehmen. Erleidet er einen Herzinfarkt, hat er bis zu diesem unbeschwert gelebt. Andererseits hätte er diesen verhindern können und stirbt womöglich früher als nötig. Die letzte Option wäre, dass die Befürchtung nicht eintritt. Der Vorteil wäre, dass der Patient ein unbeschwertes Leben führt und alles unternehmen kann, was er möchte, ohne Ängste und Sorgen. Er hätte zudem keine Nachteile von dieser Möglichkeit.

So wird dem Patienten schnell deutlich, wie belastend sein meist übertriebenes Verhalten ist. Sie können das Vierfelder-Schema auch unabhängig von einer Therapie nutzen, um Ihren Sorgen auf den Grund zu gehen. Nutzen Sie dafür zum Beispiel folgende Vorlage:

Vierfelder-Schema zur Motivationsklärung bei Angststörungen
Befürchtung:

Verhalten, als ob Befürchtung eintritt:
- Befürchtung tritt ein: Vor- und Nachteile
- Befürchtung tritt nicht ein: Vor- und Nachteile

Verhalten, als ob Befürchtung nicht eintritt:
- Befürchtung tritt ein: Vor- und Nachteile
- Befürchtung tritt nicht ein: Vor- und Nachteile

Hypochondrie

Eine eher seltene Angst ist die Angst vor Krankheiten, die Hypochondrie. Sie gehört eigentlich zu den somatoformen Störungen. Dennoch möchte ich sie hier gemeinsam mit den anderen Angststörungen erwähnen. Betroffene haben Angst, eine ernsthafte Krankheit zu haben oder zu bekommen. Dabei werden körperliche Empfindungen falsch oder übertrieben interpretiert. Diese Angst besteht dabei viele Monate lang, für die offizielle Diagnose der Hypochondrie mindestens sechs Monate.

Beispielsweise interpretieren Betroffene Kopfschmerzen als sehr stark und glauben, einen Tumor zu haben, obwohl medizinische Befunde dagegen sprechen. Oder sie interpretieren Magenschmerzen als Magenkrebs. Sollten Sie also unter belastender Angst vor Krankheiten leiden und glauben, zugehörige Symptome zu spüren, obwohl Ihre Ärzte keine Krankheit finden konnten, ist vielleicht der Besuch eines Psychotherapeuten eine Lösung. Die Symptome sind meistens Körperreaktionen, die vollkommen normal sind. Oft werden zum Beispiel Kopfschmerzen, Verstopfung, Schwindel oder Niesen als gefährlich krankhaft bewertet, obwohl diese Symptome bei den meisten gesunden Menschen gelegentlich auftreten.

Es gibt außerdem weitere Ängste, wie die Trennungsangst und den selektiven Mutismus, die im Kindesalter auftreten.

ENTSTEHUNG DER ANGST

Angst befindet sich, auch wenn sie oft körperlich bemerkbar ist, in Ihrem Kopf. Daher kann sie bei jedem Menschen so unterschiedlich auftreten, aber auch bekämpft werden. Anfangs fiel es mir schwer, zu verstehen, was für eine Macht unsere Gedanken haben. Wenn man zittert, schwitzt oder sogar in Ohnmacht fällt, muss das doch eine schlimme Ursache haben, oder? Zur Verdeutlichung, wie stark unser Kopf Gefühle und Körperreaktionen beeinflusst, hierzu ein kleines Experiment. Am besten funktioniert es, wenn Sie dabei die Augen schließen. Lassen Sie die Textbox von jemandem vorlesen oder suchen Sie Videos oder Audios mit dem Titel „Zitronenexperiment“ oder „Gedankenexperiment Zitrone“ im Internet.

Setzen Sie sich bequem hin und lassen Sie sich auf dieses Gedankenexperiment ein. Stellen Sie sich vor, vor Ihnen liegt ein Schneidebrett auf einem Tisch. Daneben liegt ein Messer. Auf dem Brett befindet sich eine große gelbe Zitrone. Sie ist strahlend gelb und Sie erkennen die kleinen Poren in der Schale. Die Schale glänzt prächtig. Nehmen Sie die Zitrone in die Hand. Sie ist prall und schwer. Wie fühlt sich die Schale an? Fühlen Sie die Poren? Führen Sie die Frucht zur Nase und riechen Sie den sauren Geruch. Er ist sanft und frisch. Legen Sie die Zitrone nun zurück auf das Brett und nehmen Sie das Messer zur Hand. Schneiden Sie die Frucht in der Mitte durch. Der Saft spritzt dabei aus der Zitrone und läuft auf das Brettchen. Der intensive saure Geruch steigt Ihnen sofort in die Nase. Betrachten Sie eine Hälfte der Zitrone. Sehen Sie die Kammern mit den Kernen? Und können Sie die kleinen Teile des glänzenden Fruchtfleisches erkennen? Der saure Saft läuft Ihnen über die Finger. Nehmen Sie die Hälfte nun und beißen Sie herzhaft hinein....

Ist Ihnen auch ein Schauer über dem Rücken gelaufen und mussten Sie sogar das Gesicht verziehen? Sauer macht ja bekanntlich lustig. Was das Experiment eigentlich zeigen soll: Nur durch die Macht der Gedanken können Körperreaktionen und Empfindungen entstehen. Und die Gedanken können Sie steuern. Auch wenn es Ihnen womöglich zurzeit nicht so erscheint: Sie haben es in der Hand.

Biologisch

Es gibt in der psychologischen Forschung viele Theorien, die die Entstehung der Angst erklären sollen. Belegt werden konnte ein genetischer Zusammenhang. So etwa scheinen die Panikstörung und die generalisierte Angststörung auch genetisch bedingt zu sein. Auch ist es in der Forschung möglich, ängstliche Tiere zu züchten. Zudem sind eineiige Zwillinge sich in ihren Ängsten oft ähnlich. Durch Angstprozesse werden bestimmte Vorgänge im Gehirn ausgelöst. Diese Prozesse sind sehr kompliziert, ich werde sie jedoch kurz umreißen. Um die genaue Entstehung der Angst nachvollziehen zu können, haben mir diese Erklärungen des Gehirns sehr geholfen. Beteiligt an der Entstehung der Angst und der Reaktion sind verschiedene Hirnregionen und Neurotransmitter. Zu bedeutenden Gebieten im Gehirn zählen der Locus Coeruleus, die Amygdala (Angstmodifikation), das limbische System, der Hypothalamus, der Hippocampus und der präfrontale Kortex (Bewertung und Planung). Regulierende Neurotransmitter sind GABA, Noradrenalin, Serotonin und diverse Peptide (siehe unten). Ein Angstkreislauf könnte dabei so aussehen:

Ein vermeintlich gefährlicher Reiz wird wahrgenommen und direkt an den Thalamus und den Kortex weitergeleitet. Der Thalamus sorgt für die körperliche Reaktion, wie Zittern, Schwitzen oder Herzrasen. Er ist außerdem mit der Amygdala verbunden, die dafür zuständig ist, dass wir uns an gefährliche Reize erinnern, hier sitzt unser „emotionales Gedächtnis". Die Amygdala ist unter anderem mit dem Hippocampus verbunden, der die Erinnerung an die Situation abspeichert. Zudem kontrollieren die hemmenden Bahnen des präfrontalen Kortex die Vorgänge im Gehirn.

Eine erfolgreiche Therapie kann heute sogar mittels Gehirnscannern gezeigt werden. Es kann zum Beispiel gezeigt werden, dass bei Spinnenphobikern die anfänglich gesteigerte Aktivierung einiger Hirnregionen nach der erfolgreichen Therapie normal wird.

GABA oder Gamma-Amino-Buttersäure ist der wichtigste Neurotransmitter bei der Angstregulation. Er wirkt inhibitorisch, also beruhigend. Bei Angststörungen ist die GABA-Aktivität vermutlich vermindert, weshalb Betroffene extrem auf bestimmte Reize reagieren. Noradrenalin steigert die Wachheit rasant und macht uns bereit für die Flucht (oder den Kampf).

Kognitiv

Menschen, die an pathologischer Angst leiden, erleben inhaltlich keine anderen Angstsymptome als andere. Jedoch erleben sie eine übersteigerte Form der normalen Angst. Dabei kommt es aus verschiedenen Gründen zu der übersteigerten Reaktion. Betroffene zeigen auch bei geringer Bedrohung eine starke Aktivierung. Zudem suchen sie ständig nach potenziellen Gefahrenquellen, ihre Wahrnehmung ist auf diese getrimmt. Des Weiteren ist die Gegenregulation bei Menschen mit einer Angststörung verlangsamt oder dysfunktional.

Das Erlernen einer Angst kann auf verschiedene Lernmechanismen zurückgeführt werden. Unter anderem kann Beobachtung oder Belohnung, zum Beispiel durch mehr Aufmerksamkeit, eine Angststörung begünstigen. Auch ethologisch oder sozial-kognitiv kann das Erlernen einer übertriebenen Angst beschrieben werden. Hierfür sind viele Theorien verbreitet, die bei Interesse genauer recherchiert werden können.

Mein Leben mit der Angst

Ich bin eben ein ängstlicher Mensch, war ich ja schon immer. So dachte ich viele Jahre, in denen ich an immer mehr Sorgen und Ängsten litt. Da meine Eltern immer besorgt um mich waren, lernte ich schon als Kind viele potenzielle Gefahren im Alltag kennen. Als ich in der Schule dann Referate halten musste, versuchte ich, diese mit aller Kraft zu vermeiden. Ich stellte mich sogar krank, nur um nicht vor der Klasse stehen zu müssen. Mündliche Prüfungen stand ich nur durch, indem ich mich perfekt vorbereitete und mein rotes Gesicht und Schwitzen mit Schminke zu verbergen versuchte. In vielen Lebensbereichen war die Angst mein ständiger Begleiter.

Zunehmend schränkte ich meinen Alltag ein. Beim Sport fürchtete ich, mich zu verletzen, und ließ ihn deshalb bleiben. Ich zog mich zunehmend zurück und wirkte auf Kollegen durch meine Unsicherheit abweisend. An einem heißen Sommertag erlebte ich eine Panikattacke auf einem Marktplatz. Mein Herz begann plötzlich, zu rasen, ich zitterte und fühlte mich benommen. Zum Glück versorgte meine Begleitung mich schnell mit Wasser und ich konnte mich im Schatten erholen. Seitdem plagte mich jedoch die Angst, erneut an einer solchen Attacke zu leiden. Da sie so schnell und ohne erkennbaren Grund auftrat, hatte ich ständig Angst vor einer nächsten Attacke. Ich zog mich mehr und mehr zurück, mied Menschenansammlungen und öffentliche Plätze. In den Bus einzusteigen, wagte ich nicht mehr, und auch Fahrstühle mied ich. Zunehmend steigerte ich mich in meine Sorgen und Ängste. Die ganze Umwelt schien nur noch aus Gefahren zu bestehen. Meine Familie nervte ich mit übertrieben häufigen Anrufen, ob es ihnen auch wirklich gut gehe. Ich litt unter Kopfschmerzen und konnte kaum schlafen.

Dadurch schwand meine Konzentration. Auf der Arbeit konnte ich vor Nervosität nicht mehr die gewohnte Leistung erbringen.

Irgendwann bemerkte mein Umfeld, dass meine Ängste nichts mehr mit einer ängstlicheren Persönlichkeit zu tun hatten. Mein Chef riet mir, mir professionelle Hilfe zu suchen. Zunächst weigerte ich mich, zum Psychologen zu gehen. Ich wusste, dass ich etwas ändern musste, hatte aber Angst, in „der Klapse" zu landen. Daher las ich mich in die psychologischen Aspekte der Angst ein, informierte mich zu deren Entstehung und Behandlung. Erst nach intensiver Recherche wurde mir bewusst, dass ich an einer psychischen Störung litt. Das zu akzeptieren, kostete Überwindung, tat aber gut. Was ich schon lange ahnte, gestand ich mir nun endlich ein.

Daher tat ich den gefürchteten Schritt und meldete mich zur Psychotherapie an. Dort wurde meine Angststörung zunächst diagnostiziert. Der Therapeut erarbeitete mit mir die Entstehung meiner Ängste. Ich verstand meine eigenen Sorgen so besser. Die wöchentlichen Hausaufgaben halfen mir dabei, auch alleine auf Auslöser der Angst zu achten. Ein sehr hilfreicher Schritt war mein Weg in eine Selbsthilfegruppe. Unter Gleichgesinnten fühlte ich mich nicht mehr so „unnormal". Der Austausch mit anderen Betroffenen half mir dabei, meine Sorgen zu hinterfragen. Außerdem knüpfte ich Freundschaften, für die ich bis heute dankbar bin. Nach harter Arbeit an mir und meinen Gedanken wurde ich aus der Therapie entlassen. Zwar hatte ich einen Strauß an Techniken im Gepäck, um für die nächsten Ängste gewappnet zu sein, dennoch hatte ich Respekt vor der Zeit ohne professionelle Unterstützung.

Bald lernte ich aber wieder, das Leben zu lieben und zu genießen. Ich konnte wieder Hobbys nachgehen und reisen. Meine Freunde beschrieben mich als gelassener und zufriedener. Auch auf der Arbeit konnte ich mich besser konzentrieren und empfand wieder Freude an meinem Job. Natürlich wäre es utopisch, zu glauben, dass ich die starken Ängste komplett losgeworden bin. Manchmal überkommt mich eine Sorgenflut und ich würde meine Liebsten gerne sofort kontaktieren. Heute kann ich mit dem Impuls aber umgehen und ihn unterdrücken. Oder ich rufe meine Familie an, um mit ihnen zu plaudern.

Der Weg aus der Angst ist ein langer und beschwerlicher. Eine wichtige Erkenntnis meines Kampfes mit der Angst ist, dass die Störung verbreitet ist und ich nicht alleine war. Dieses Zusammengehörigkeitsgefühl hat mir viel Kraft gegeben. Daher möchte ich Ihnen mit diesem Buch zeigen: Sie sind mit Ihrer Angst nicht allein! Viele Menschen leiden unter krankhafter Angst. Mithilfe guter Literatur und der Unterstützung eines Psychologen können auch Sie es schaffen, einen normalen Alltag zu leben. Ohne Sicherheitsverhalten und das Vermeiden vieler Situationen.

Erfahrungen anderer Ängstlicher

Seit ich der Angst den Kampf angesagt habe, konnte ich auch vielen anderen Ängstlichen helfe, ihre Sorgen zu bewältigen. Wir haben alle die Erfahrung gemacht, dass es viel geholfen hat, mit anderen über die Panikattacken und Angstanfälle zu sprechen. Das Gefühl, nicht alleine zu sein, hilft enorm. Deshalb kommen einige Bekannte und Freunde von mir im Folgenden zu Wort. Lassen Sie sich von den Geschichten motivieren, ähnliche Schritte wie sie zu gehen. Womöglich hilft es Ihnen auch einfach, sich nicht mehr alleine mit der Angst zu sehen. Vielleicht finden Sie sich sogar selbst in der einen oder anderen Anekdote wieder.

Es begann etwa mit elf Jahren in der Schule. Ich kam in eine neue Klasse auf die weiterführende Schule. Plötzlich war alles fremd für mich. Nicht einmal das Gebäude oder der Schulweg waren mir mehr vertraut. Ich war schon immer ein eher zurückhaltendes Kind und stand nie gerne vor einer großen Gruppe im Mittelpunkt. Vor der neuen Klasse sollten sich alle vorstellen. Mein Herz raste bei dem Gedanken und als ich an der Reihe war, bekam ich kaum ein Wort raus. Ich spürte, wie mir heiß wurde und ich rot anlief. Ein Kind sagte zu seinem Freund leise, aber laut genug, dass ich es verstehen konnte, „Die ist ja rot wie eine Tomate." Mir war das unbeschreiblich peinlich und ich zog mich immer mehr zurück. Vor dem Sprechen in der Öffentlichkeit hatte ich seitdem riesige Angst. Musste ich in der Schule Referate halten, war ich krank oder heiser. So konnte ich viele Jahre im Gymnasium überstehen, ohne einen Vortrag vor der ganzen Klasse halten zu müssen. Als es jedoch aufs Abitur zuging, kam ich um Vorträge nicht mehr herum. Die Pflichtreferate lernte ich haargenau auswendig.

Am Tag des Vortrags trug ich lockere Kleidung, um mein Zittern und Schwitzen zu verbergen. Außerdem versuchte ich, mich so zu schminken, dass mein rotes Gesicht niemandem auffiel. Dennoch hatte ich das Gefühl, von allen komisch angestarrt zu werden. Ich nahm an, sie würden sich innerlich über meinen roten Kopf lustig machen. So quälte ich mich durch die Schulzeit und merkte, wie ich mich auch in Grüppchen auf Partys oder bei Treffen mit vielen Personen im Park unwohl fühlte. Ich hatte das Gefühl, alle anderen in meinem Alter waren immer viel lockerer und konnten besser vor einer großen Runde sprechen. Mir gelang das nur, wenn ich Alkohol trank. Als mir auffiel, dass ich zu immer mehr Drinks greifen musste, um mir die Lockerheit anzutrinken, beschloss ich, etwas zu ändern.

Ich begann, mich mithilfe von Selbsthilfebüchern zu informieren, und merkte bald, dass es auch anderen Menschen wie mir ging. Über einen Bekannten kam ich in eine Selbsthilfegruppe. Dort traf ich auf zehn weitere Leute mit einer sozialen Phobie. Diese, so war ich mir recht sicher, hatte ich nämlich. Gemeinsam tauschten wir uns aus und sprachen über unsere Sorgen. Die wöchentlichen Treffen taten mir sehr gut. Nach und nach fühlte ich mich immer wohler in der Gruppe. Wir gaben uns selbst eine Wochenaufgabe, die alle bis zum nächsten Treffen machen sollten.

Dann berichteten wir von unseren Erfahrungen. Zum Beispiel ließen wir uns in einem Geschäft lange beraten, ohne etwas zu kaufen, oder fragten Passanten nach dem Weg. Anfangs hatte ich große Schwierigkeiten mit den Übungen, doch bald machten sie mir sogar Spaß. Auch das Vortragen vor der Selbsthilfegruppe gelang mir immer leichter. Heute kann ich kleine Vorträge in der Firma halten, ohne in Panik zu geraten. Klar klopft mein Herz noch beim Vortrag, aber kaum einer merkt mir meine Aufregung an. Ich bin sehr froh, gegen die Angst angegangen zu sein.

Nachdem ich zum wiederholten Male im vollen Zug beinahe in Ohnmacht gefallen war, wusste ich, dass etwas nicht stimmt, und wollte etwas dagegen unternehmen. Mein Weg führte mich also zunächst zum Hausarzt. Dieser führte einige Untersuchungen mit mir durch, konnte aber keine körperliche Krankheit feststellen. Er empfahl mir, mich an einen Psychotherapeuten zu wenden. Anfangs weigerte ich mich, dorthin zu gehen. Da aber die Panikattacken immer schlimmer und häufiger wurden, sah ich keinen anderen Ausweg. Ich musste recht lange auf einen Therapieplatz warten. Durch die regelmäßigen Treffen und Übungen habe ich meine Panik aber in den Griff bekommen können. Es war ein langer Prozess, der immer noch nicht abgeschlossen ist. Dank der Therapieerfolge habe ich viel Lebensqualität gewinnen können. Daher rate ich jedem, etwas gegen Panikattacken zu unternehmen. Unterschätzt nicht die Einschränkungen durch das Vermeiden vermeintlich auswegloser Situationen. Auch wenn der Weg nicht immer leicht war, ich bereue ihn nie.

Arzttermin nach Arzttermin, ständige Gesundheitschecks, tägliches Fiebermessen und so weiter. All das war mein Alltag. Ich litt unter Krankheitsangst, auch Hypochondrie genannt. Lange war ich davon überzeugt, bei Medizinern besser aufgehoben zu sein als bei Psychologen. Schleichend schränkte ich mein Leben immer weiter ein, ging zuletzt nicht mehr zur Arbeit, aus Angst, mich anzustecken. Auf Anraten meines Mannes überwand ich mich dann doch, einen Psychologen aufzusuchen. Ich wusste zwar anfangs überhaupt nicht, was ich da sollte, wusste aber auch sonst nicht mehr weiter. Bei der ersten Anlaufstelle fühlte ich mich unwohl. Der Therapeut und ich waren einfach nicht auf einer Wellenlänge. In der zweiten Praxis gefiel es mir auf Anhieb. In der Therapie wurde mir die Entstehung meiner psychischen Störung genau erklärt, sodass ich verstand, dass meine Probleme tatsächlich eher psychischer Natur waren. Nach vielen Sitzungen war ich dann bereit, an meinen fehlerhaften Gedanken zu arbeiten.

Ich mag Höhe nicht – na und? So dachte ich lange und mied alles, was mit Höhe zu tun hatte. Ich konnte keine hohen Türme betreten oder Aufzug fahren, wenn man dabei rausgucken konnte. Schon beim Blick aus dem Fenster eines hohen Stockwerks wurde mir schwindelig. Abgesehen davon, dass ich eben nicht beim Betriebsausflug in den Kletterwald mitging und kein Riesenrad fuhr, schränkte mich meine Höhenangst nicht weiter ein. Bis ich auf eine Geschäftsreise nach Berlin fuhr und dort einige Wochen arbeitete. Die Gastgeber meines Arbeitgebers dort führten uns zu Beginn der Reise durch die Stadt.

Ein Highlight sollte der Besuch des berühmten Berliner Fernsehturms sein. Für mich war allein die Vorstellung des hohen Turmes mit Panoramafenster Horror pur. Deshalb blieb ich unten. Als meine Kollegen begeistert zurückkehrten und mir Fotos von der traumhaften Aussicht zeigten, bereute ich es, mich nicht nach oben getraut zu haben. Ich fasste einen Entschluss: Ich wollte auf diesen Turm. Auch wenn das im Moment utopisch erschien. Als Zeitlimit setzte ich mir die Dauer der Geschäftsreise und begann zu üben. Zunächst fuhr ich Aufzug in Kaufhäusern und blickte dabei bewusst nach draußen. Nach einigen Fahrten konnte ich die Fahrstühle betreten, ohne mich krampfhaft irgendwo festzuhalten.

Dann wagte ich mich in meinem Bürogebäude in Berlin in immer höheren Stockwerken ans Fenster. Nach mehreren Tagen Training konnte ich sogar die Dachterrasse betreten. Vor Herzrasen und schlotternden Knien konnte ich die Aussicht jedoch nicht genießen. Um auf den Fernsehturm zu kommen, brauchte ich also noch mehr Übung. Einige Tage blieben mir noch. Als sich die Geschäftsreise dem Ende zuneigte, berichtete ich meinen Kollegen von meinem Plan. Ganz allein wäre ich sicher nicht auf den Turm gefahren. Sie unterstützten mich und waren von der Idee begeistert, als Abschlussausflug erneut auf den Fernsehturm zu gehen.

Jetzt gab es also kein Zurück mehr. An einem sonnigen Nachmittag betraten wir den Lift des Turmes. Mein Herz raste und ich war sehr nervös. Dennoch fuhr ich bis nach oben. Meine Begleiter sprachen mir Mut zu und ich wagte einen Blick von der Panoramaetage. Mir blieb der Atem weg – vor Begeisterung! Die Aussicht war toll, sodass ich gar keine Zeit hatte, Angst zu haben. Diese atemberaubende Belohnung für meine Arbeit an mir und meiner Angst hat es die Sache wert gemacht. Voller Stolz kehrte ich nach der Dienstreise in meine Heimat zurück und wusste nun, dass ich meine Angst in den Griff bekommen kann, wenn ich nur will.

Die Angst bewältigen

Ein Leben ohne tägliche Angst. Lange konnte ich mir das nicht vorstellen. Ohne Planung ausgehen, Freunde treffen, das Leben genießen und wieder unbeschwert sein. All das ist nur möglich, wenn man seine übertriebene Angst los wird. Der wichtigste Schritt zu einem angstfeien Leben ist, sich selbst deutlich zu machen, „Was will ich eigentlich?". Stellen Sie sich deshalb nun Ihr Leben ganz ohne Panikattacken und plagende Ängste vor. Was wäre besonders schön?

Was würden Sie unternehmen? Wie würde sich das für Sie anfühlen? Malen Sie sich dieses Leben möglichst detailliert aus und genießen Sie es, zu träumen. Denn das Einzige, was zwischen Ihnen und diesem Leben steht, ist Ihre Angst. Wie eine Mauer steht sie zwischen Ihnen und Ihrer inneren Zufriedenheit. Sie raubt Ihnen Energie und Lebensfreude. Doch daran können Sie etwas ändern. Die Angst erzeugen Sie selbst, in Ihrem Kopf. Deshalb sind Sie es, der daran etwas ändern kann. Erfahren Sie in Folgendem meine besten Tipps, um die Angst in den Griff zu bekommen und das Leben zu leben, das Sie wollen.

Ein erster Schritt im Kampf gegen die Angst ist es, die sorgenvollen Gedanken distanziert zu betrachten. Versuchen Sie, die Außenperspektive einzunehmen und zu fragen, „Was genau ängstigt mich?". So kommen Sie Ihrer Angst auf den Grund und können lernen, sie kritisch zu hinterfragen. Ergründen Sie Ihre Sorgen so genau wie möglich. Sind Ihre Befürchtungen wirklich realistisch? Und was würde passieren, wenn die Befürchtung eintritt? Wie wahrscheinlich ist das gefürchtete Ereignis? Dabei hilft es, mit Außenstehenden über die Sorgen und deren Realitätsgehalt zu sprechen. Letztendlich sollen übertriebene Sorgen von Ihnen erkannt und umgedacht werden. So können Sie sich bei aufkommender Panik selbst beruhigen, indem Sie sich sagen, dass eine Attacke sehr unwahrscheinlich ist.

Zudem hilft es vielen Betroffenen, sich untereinander auszutauschen. Sprechen Sie mit anderen über Ihre Angst. Sie werden bald merken, dass Sie nicht allein sind und viele Menschen mit Sorgen zu kämpfen haben oder hatten. Wenn Sie Gleichgesinnte gefunden haben, wird Ihnen die Angstbewältigung gleich viel leichter fallen.

Sollte es nun doch wieder einmal zu einem Panikanfall oder anhaltenden Ängsten kommen, habe ich noch einen sehr kreativen Tipp, wie Sie dagegen vorgehen beziehungsweise damit umgehen können. Nehmen Sie sich kleine Notizzettel oder Karteikärtchen und schreiben Sie sich selbst kurze, aufmunternde Nachrichten. Dies sollten Sie tun, wenn Sie gerade keine Angstphase oder akute Panikattacke haben. Was würden Sie sich selbst oder einem anderen Menschen, der gerade mit einer akuten Angststörung oder einem Panikanfall zu kämpfen hat, sagen? Was würden Sie der Person raten? Sie können auch zu Aktivitäten auffordern, von denen Sie wissen, dass Sie Ihnen guttun, Freude machen und für Ablenkung sorgen. Solche Karteikarten oder Notizzettel können wie folgt aussehen:

„Ich weiß, die Angst ist gerade wieder übermächtig. Lass sie zu und akzeptiere sie. Atme ein paar Mal tief ein und wieder aus, dann ist es gleich vorbei."

„Lass dich von der Angst nicht unterkriegen. Du bist damit nicht allein. Nimm dir ein gutes Buch und mach dir eine leckere Tasse Tee (oder was immer Sie mögen), entspann dich und genieße das Leben."

„Angst ist belastend. Frische Luft tut gut. Geh raus und schaue dir die Natur an, ganz bewusst – was hörst du? Was siehst du? Wie riecht die Luft oder der Erdboden? Sei ganz achtsam und nimm alles wahr, was das Leben da draußen Wundervolles zu bieten hat."

„Hast du gerade Angst? Rufe doch einen vertrauten Menschen an und verabrede dich. Das lenkt ab. Geht einen Kaffee trinken oder in ein leckeres Restaurant."

So oder so ähnlich könnten Ihre Notizen an sich selbst aussehen. Der Kreativität sind hier keine Grenzen gesetzt. Sie können nach individuellen Vorlieben Ihre Zettel beschriften. Alternativ können Sie auch Ihren Partner kleine aufmunternde Nachrichten verfassen und verstecken lassen. Falten Sie die Zettel dann und verteilen Sie sie an den unterschiedlichsten Stellen im Haus oder in der Wohnung. So können Sie bei Bedarf immer einen „Notfallzettel" hervorholen, der Ihnen im Akutfall erste Hilfe leisten kann. Sie können auch kleine Atemübungen oder Entspannungsübungen darauf notieren. Am Arbeitsplatz können Sie ebenfalls solche kleinen Zettel positionieren und diese bei Bedarf als kleine Helfer verwenden.

Ein weiterer Tipp, der mir bei der Bewältigung der Angst sehr geholfen hat, ist das Einüben von Entspannungstechniken. Durch Meditation oder Yoga erreicht man schnell und unkompliziert mehr Gelassenheit im Alltag. Dadurch fällt es mir leichter, aufkommende Panik zu überstehen. Ich denke dann zum Beispiel, „Sollte ich doch in der Öffentlichkeit in Ohnmacht fallen, kennen mich hier kaum Leute und sie würden es auch bald wieder vergessen". Auch Sport hilft mir dabei, im Alltag abzuschalten und entspannter zu sein (Für Entspannungstipps siehe „Entspannungstechniken").

Die Königsdisziplin, die mir am meisten bei der Bewältigung meiner Angst geholfen hat, ist es, mit gefürchteten Situationen oder Objekten konfrontiert zu werden. So hart es am Anfang ist, die Angst kann am besten bewältigt werden, indem man ihr ins Auge schaut. Durch das Meiden der gefürchteten Dinge lernen wir nie, dass sie eigentlich ungefährlich sind. Erst durch die Konfrontation werden Sie verstehen, dass

Ihre Sorgen womöglich übertrieben oder unbegründet waren. Am effektivsten ist es, wenn Sie das für Sie schlimmste Ereignis aufsuchen und dabei die Angst sehr genau beachten. Spinnenphobiker können zum Beispiel eine Spinne auf die Hand nehmen und detailliert betrachten. Diese Art der Konfrontation ist zwar sehr effizient, kostet aber auch am meisten Überwindung. Ein wenig erträglicher wird es, wenn Sie sich in der Situation ablenken. In dem Beispiel mit der Spinne würden Sie etwa an etwas Schönes denken, Musik hören oder sich anderweitig ablenken. Diese Methode muss häufiger wiederholt werden, um einen Effekt zu erzielen.

Noch ein wenig milder gestaltet sich die systematische Desensibilisierung. Hierfür erstellen Sie zunächst eine Rangliste, beginnend mit dem schlimmsten Ereignis bis zu für Sie weniger schrecklichen Dingen. Dann beginnen Sie die Konfrontation mit Punkten ganz unten auf Ihrer Angsthierarchie. Wenn die Konfrontation mit dem mildesten Reiz klappt, können Sie sich an den nächsten Angstreiz wagen. So arbeiten Sie die Rangliste bis zum obersten Punkt ab. Grundsätzlich muss die Konfrontation viele Male wiederholt werden, um längerfristige Effekte zu erzielen.

ENTSPANNUNGSTECHNIKEN

Mir hat es unglaublich geholfen, mit einfachen Entspannungstechniken mehr Ruhe im Alltag zu finden. Dadurch sind Beschwerden, wie Rücken- oder Kopfschmerzen, verschwunden und ich bin meine Nervosität losgeworden. Auch hier finden Sie nach einigen Tipps Erfahrungsberichte anderer Ängstlicher. Nutzen Sie diese als Inspiration, auch an Ihrem Alltag etwas zu ändern.

Entspannung kann der Schlüssel sein, um Panikattacken und Angst loszuwerden und besser mit den Befürchtungen im Alltag umgehen zu können. Nicht selten kommt es vor, dass wir vor lauter Anspannung vergessen, wie es sich anfühlt, nicht unter Anspannung zu stehen. Entspannung im Alltag einzubauen, bedeutet nicht, ein langweiliges Leben zu führen. Optimal ist eine Balance zwischen Ruhe und Aktivität. Stress gehört auch in unser Leben und macht uns bis zu einem gewissen Maße leistungsfähiger. Jedoch ist es wichtig, danach immer wieder zurück in den entspannten Zustand zu kehren. Damit Ihnen das gelingt, erfahren Sie in Folgendem einige hilfreiche Entspannungstechniken. In diesem Buch haben Sie bereits viele Tipps zu mehr Achtsamkeit und Ruhe im Alltag kennengelernt. Jedoch ist jeder in seinem Stressempfinden verschieden. Probieren Sie daher auch die folgenden systematischen Entspannungsmethoden aus.

Einige der Techniken werden Ihnen womöglich zunächst etwas befremdlich oder kompliziert vorkommen. Scheuen Sie sich nicht davor, sie auszuprobieren. Beherrschen Sie eine der Methoden gut, kann Sie Ihnen schnell zu mehr Entspannung im Alltagsstress verhelfen. Es bietet sich an, zunächst alle sechs vorgestellten Methoden kennenzulernen. Entscheiden Sie sich dann für eine, die Ihnen am meisten zusagt. Lernen Sie die Praktiken ein wenig kennen. Nach ein wenig Übung können Sie dann selbstverständlich noch eine weitere Technik ausprobieren. Alle Übungen können als Ergänzungen angesehen werden. Schließlich verfolgen sie ein gemeinsames Ziel: mehr Entspannung und weniger Angst im Alltag.

Yoga

Yoga ist ein Selbstheilungsprogramm für Körper und Seele. Ein Zustand des puren Bewusstseins kann bei intensiver Übung herbeigeführt werden. Es bringt den Menschen in Einklang mit sich selbst und der Natur durch eine Mischung aus Meditation, Achtsamkeit und Konzentration des Geistes. Mit dem Ziel der Selbsterkenntnis und körperlichen Übungen kann dieser Zustand erreicht werden. Der Durchführende erfährt ein gesteigertes Wohlbefinden in vielen Bereichen. Sowohl emotional als auch psychisch, spirituell und körperlich profitiert man.

Yoga bedeutet, bei seinen Gedanken und seinem Körper zu sein, ganz bei sich. Sorgen rücken in weite Ferne und das Grübeln nimmt ein Ende. Bei der Yogapraxis ist zu beachten, dass es zunächst wichtig ist, zu verstehen, was man loswerden möchte. Wie bereits erwähnt, ist eine gewisse Anspannung in unserem Körper normal und notwendig. Den Überschuss an Anspannung möchte man jedoch loswerden. Ein wichtiger Teil ist demnach der Prozess der Selbsterkenntnis. Ziel der Yogapraxis ist ein ruhiger Geist. Fühlen und Denken sollen auf eine Sache fokussiert werden und somit verschmelzen.

Zentral beim Yoga ist die Körperarbeit. Körper und Geist sollen besser wahrgenommen und es soll erkannt werden, wo Anspannung sitzt. Dies geschieht in den zahlreichen Übungen. Diese Asanas sind eine Folge von Körperstellungen, die den gesamten Bewegungsablauf und die ganze Körpermuskulatur einbeziehen. Die anspruchsvolle Kombination aus Dehnen und Anspannung hält den Körper fit. Zentral bei der Durchführung ist zudem der Atem. Dieser gilt als wichtigster biologischer Faktor des Körpers. Atemübungen und Atembeobachtung sollen hierbei helfen. Damit soll die Selbstwahrnehmung erlernt, dem Atem mehr Beachtung geschenkt und entsprechend der Weg zu inneren Ruhe geebnet werden. Je bewusster und konzentrierter die Übungen ausgeführt werden, desto entspannter sind Geist und Körper und der Praktizierende findet zu seiner inneren Mitte.

Dabei werden verschiedene Arten des Yogas unterschieden. Hatha-Yoga, eine der bekanntesten Yoga-Formen, verbindet Körper-, Entspannungs-, Atem- und Reinigungsübungen sowie Ernährung. „Hatha“ bedeutet Kraft. „Ha“ bedeutet Sonne, steht für unser aktives, nach außen gewandtes Leben und den Verstand. „Tha“ bedeutet Mond, Entspannung, also Ruhepausen, das In-sich-Gehen, die Gefühle und die

Intuition. Mithilfe des Hatha-Yogas soll eine Balance zwischen Aktivität in Ruhe gefunden werden.

Yin-Yoga ist ebenfalls äußerst beliebt. Die unterschiedlichen Positionen werden bis zu 10 Minuten lang gehalten. Somit kommt man zu Ruhe und Entspannung. Das passive Stretching entschleunigt sehr.

Beim Vinyasa-Yoga sind alle Asanas in einem kraftvollen fließenden Ablauf verbunden. Die Bewegungen werden von Praktizierenden durch die Atmung kontrolliert. Dadurch gehen die einzelnen Positionen nahtlos ineinander über.

Eine Mischung aus schweißtreibenden, dynamischen Übungen mit Musik, dem Singen von Mantren und Meditation ist das Jivamuki-Yoga. Hierbei stehen der körperliche Einklang und das spirituelle Wachstum im Vordergrund. Im Hintergrund ist stetig der Gedanke des Mitgefühls für sich und seine Umgebung.

Das schweißtreibende Bikram-Yoga hat weniger Fokus auf Spiritualität. Anspruchsvolle Abfolgen vieler Asanas und Atemübungen werden bei hohen Raumtemperaturen von 40 Grad praktiziert. Das Schwitzen soll den Körper entgiften und die Muskeln und Sehnen sollen durch die hohe Luftfeuchtigkeit sicher arbeiten können.

Es gibt noch viele weitere Yogapraktiken. Was zu Ihnen passt, können Sie am besten durch Ausprobieren herausfinden. Für Anfänger empfiehlt sich ein professioneller Yogakurs. Erfahrenere Yogis können ebenso auf zahlreiche Videos im Internet zurückgreifen. Wer Yoga kontinuierlich betreibt, kann dies übrigens bis ins hohe Alter tun.

„Wegen meiner Angst, einen Herzinfarkt zu erleiden, vermied ich lange Zeit jede Art von Sport und Anstrengung. Das Gefühl meines klopfenden Herzens bereitete mir dabei stets große Sorgen. Heute weiß ich, dass diese Angst unbegründet war. Zudem steigt durch Bewegungsmangel sogar das Risiko, einen Herzinfarkt zu erleiden. Dies begriff ich jedoch nur während meiner langjährigen Therapie. Stück für Stück konnte ich

immer mehr normale Aktivitäten in meinem Alltag machen. Zunächst war es eine Hürde für mich, ohne Medikamente aus dem Haus zu gehen. Dank verschiedener therapeutischer Methoden lernte ich, meine Panikgedanken zu erkennen und zu hinterfragen. Irgendwann war ich dann so weit, mich wieder an Sport zu wagen. Ich wollte anfangs nichts überstürzen und entschied mich für Yoga.

Das war eine richtige Entscheidung. Yoga ist für mich nicht bloß Bewegung und Sport. Ich finde zu mehr Ruhe und Gelassenheit durch die Stunden. Mich motivierten außerdem meine schnellen Fortschritte. Ich wurde kräftiger und beweglicher. Das regelmäßige Yoga ist zu einer wichtigen Säule in meinem Alltag geworden. Ich kann mir heute ein Leben ohne Yoga nicht mehr vorstellen. Und das als Mann! Daher kann ich jedem nur raten, es auch mal auszuprobieren. Es gibt so viele verschiedene Yoga-Praktiken, dass für jeden etwas dabei ist. Ob pure Entspannung und Meditation oder Kräftigung und sportlichere Posen. Probieren Sie sich durch die Arten. In den meisten Städten gibt es Yogastudios, auch in Fitnessstudios werden Kurse angeboten. Dort wird man gerade als Anfänger gut betreut und lernt von Anfang an, Fehlstellungen zu vermeiden. Wer nur mal kostenlos reinschauen möchte, findet unzählige Videos im Internet. Allerdings sollte man sich nach einer längeren Sportpause professionelle Unterstützung suchen. Ich kann jedem nur raten, probieren Sie es unbedingt aus!"

Progressive Muskelrelaxation

Die progressive Muskelentspannung wurde bereits 1938 von dem amerikanischen Physiologen Edmund Jacobson begründet. Das Verfahren gilt als sehr effektiv. Die Methode ist recht leicht zu lernen und wird häufig zur gezielten Bewältigung von Alltagsbelastungen genutzt. Ziel ist die kontinuierliche Reduktion von Muskelspannung. Der Erfinder vertrat die Meinung, dass Ruhe am deutlichsten in einer entspannten

Muskulatur gespürt werden kann. Die Techniken wurden in einigen Studien wissenschaftlich belegt.

Bei der Durchführung der progressiven Muskelrelaxation wird die Muskulatur systematisch entspannt. Dieser Vorgang passiert stufenweise. Progressiv, also fortschreitend, werden einzelne Muskelpartien angespannt und direkt wieder gelöst. So soll eine allgemeine psychische und körperliche Entspannung erreicht werden. Jede Körperpartie wird bei der Technik nacheinander für einige Sekunden angespannt und danach entspannt. Die Reihenfolge ist dabei sehr detailliert und festgelegt. Beginnend mit den Händen, folgen Unterarme, Oberarme, Gesicht, Nacken und Hals, Brust, Schultern sowie oberer Rücken, Bauchmuskulatur und Gesäß sowie Beine und Füße.

Beendet wird jede Übung durch Strecken und Reaktivieren des Organismus. Am effektivsten ist die Methode, wenn sie mehrmals pro Woche für etwa eine Viertelstunde ausgeführt wird.

Übung:

Nehmen Sie zunächst eine möglichst bequeme Position ein. Ob Sie sitzen oder liegen, ist dabei nicht von Bedeutung. Nehmen Sie sich nun die Zeit, sich so gut wie möglich zu entspannen.

Ballen Sie nun die rechte Hand so fest wie möglich zur Faust. Beachten Sie dabei die Spannung in der Hand und im Unterarm. Halten Sie diese Spannung für 5-7 Sekunden.

Entspannen Sie danach die rechte Hand wieder. Lassen Sie bewusst sowohl Arm als auch Finger wieder locker werden und beachten Sie nun den Unterschied. Versuchen Sie dabei, im ganzen Körper zur Ruhe zu kommen. Die Phase der Entspannung sollte etwa 30 Sekunden betragen.

Wiederholen Sie die Prozedur danach mit der linken Hand. Ballen Sie diese ebenfalls zur Faust und halten Sie sie für etwa 7 Sekunden.

Achten Sie auch nach dieser Anspannungsphase wieder genau auf die Entspannung des ganzen Körpers.

Anschließend machen Sie beide Fäuste fest zu. Sie können wieder die Anspannung in beiden Armen spüren. Nach 5-7 Sekunden lösen Sie die Anspannung und spüren ihr nach. Nach 30 Sekunden folgen die Oberarme und nach und nach alle anderen Teile der Körperpartie. Genießen Sie das angenehme Gefühl der Entspannung, das sich im ganzen Körper nach und nach ausbreitet. Diese Wärme und Ruhe dürfen Sie gerne so lange genießen, wie Sie möchten.

Zum Beenden Ihrer Übung holen Sie tief Luft, strecken sich und öffnen die Augen. Sobald der Stress Ihnen wieder zu viel wird, können Sie die Methode erneut anwenden.

„Die progressive Muskelrelaxation zählt zu meinen liebsten Entspannungstechniken. Ich litt lange unter starker Anspannung. Dadurch verkrampfte mein Körper und ich bekam Schmerzen an verschiedenen Körperstellen. Die ständigen Ängste und Sorgen ließen mir keine Ruhe und sogar nachts lag ich lange wach, von Sorgen geplagt. Die progressive Muskelrelaxation hat mir sehr dabei geholfen, mehr Ruhe und Gelassenheit in meinen Alltag zu bringen. Sie kann nach ein wenig Übung überall und jederzeit durchgeführt werden."

Autogenes Training

Ein ebenfalls beliebtes und bekanntes Verfahren der Entspannung ist das autogene Training. Es wurde 1932 vom Neurologen Johannes Heinrich Schultz erstmals veröffentlicht. Zentral für ihn war die intensive Vorstellung von Ruhe. Durch Konzentration soll Entspannung entstehen. Die Übungen sind so gegliedert, dass man mit einem allgemeinen Einstieg beginnt. In dieser Ruhetönung sollen Körper und Psyche berühmt werden. Danach folgen 6 Grundübungen, bei denen das Erleben eines ruhigen gleichmäßigen Atems, eines ruhigen Herzschlags sowie das Erleben von Schwere und Wärme eingeleitet werden. Schließlich wird jede Übung mit dem Zurücknehmen der Entspannung und Reaktivierung des Körpers beendet.

Übung:

Der Beginn des autogenen Trainings ist die Schwere-Übung. Denken Sie an den Satz, „Mein rechter Arm ist ganz schwer." Nehmen Sie sich 5 Minuten Zeit, suchen Sie einen ruhigen Platz, setzen oder legen Sie sich bequem hin und sprechen Sie innerlich mit: „Ich bin vollkommen ruhig und gelassen. Mein rechter Arm ist ganz schwer. Mein rechter Arm ist ganz schwer. Mein rechter Arm ist ganz schwer. Mein rechter Arm ist ganz schwer. Mein rechter Arm ist ganz schwer. Mein rechter Arm ist ganz schwer. Ich bin vollkommen ruhig und gelassen. Mein ganzer Körper ist schwer und entspannt. Mein ganzer Körper ist schwer und entspannt. Mein ganzer Körper ist schwer und entspannt. Ich bin und bleibe ruhig und gelassen. (...) Ich nehme zurück: Tief und kräftig atmen, Arme kräftig anspannen, Augen auf!"

Danach kommen die Wärme-Übung, „Mein Arm ist ganz warm", sowie die Atemübung, „Mein Atem geht ruhig und gleichmäßig." Anschließend folgen die Herzübung, „Mein Herz schlägt ruhig und gleichmäßig", und die Leibübung, „Mein Bauch ist strömend warm." Abschließend folgt außerdem die Stirnkühle, „Meine Stirn ist angenehm kühl."

Die Methode des autogenen Trainings erfordert eine gewisse Übung und Technik. Sollten Sie unsicher sein, können Sie auch professionelle Kurse belegen. Einmal beherrscht, lässt sich die Technik im Alltag jedoch vielfältig einsetzen.

Atemübungen

Es gibt verschiedene Versionen von Atemübungen. Wir werden im Folgenden einige vorstellen. Schon alleine der Fokus auf ihre Atmung bringt Entspannung. Der große Vorteil dieser Übungen besteht darin, dass sie überall unkompliziert durchgeführt werden können.

Legen Sie sich für die Bauchatmung auf den Rücken, die rechte Hand auf den Brustkorb, die linke auf den Nabel. Spüren Sie, wie sich die Bauchdecke unter der linken Hand hebt. Atmen Sie etwa 12-mal aus und ein. Wechseln Sie die Hände und wiederholen Sie die Übung.

Legen Sie sich für die Seitenatmung auf den Rücken, die Handflächen an die unteren Rippen und in die Taille. Spüren Sie, wie die Atemluft in die Flanken fließt und der Brustkorb sich weitet. Atmen Sie etwa 6-mal ein und aus.

Auch bei der Schlüsselbeinatmung liegen Sie auf dem Rücken. Die Arme sind gekreuzt, sodass die linke Hand auf dem rechten, die rechte Hand auf dem linken Schlüsselbein liegt. Atmen Sie 6-mal ein und aus. Stellen Sie sich nun vor, den ganzen Körper mit Atem zu fluten. Atmen Sie in den Bauch, in die Flanken, in die Brust und schließlich wieder rückwärts aus, aus der Brust, aus den Flanken, zum Schluss aus dem Bauch und wieder ein. Bei fehlender Übung kann einem schnell schwindelig werden. Führen Sie die Übung daher nicht zu lange durch.

Ebenfalls effektiv ist die Verlängerung der Ausatmung. Setzen Sie sich hierfür aufrecht auf einen Stuhl. Atmen Sie ein und heben Sie dabei Ihren gestreckten linken Arm waagerecht nach vorn. Beim Ausatmen verfolgen Sie das langsame Absinken des Armes und verlängern damit auf natürliche Weise die Ausatmung. Üben Sie je dreimal mit dem rechten, linken und mit beiden Armen.

Setzen Sie sich für die Wechselatmung aufrecht hin. Verschließen Sie das rechte Nasenloch mit dem rechten Daumen und atmen Sie durch das linke Nasenloch einmal aus und wieder ein. Verschließen Sie nun mit dem rechten Ringfinger das linke Nasenloch und atmen Sie durch das rechte einmal aus und ein. Wiederholen Sie diesen Vorgang beliebig oft. Drei Durchgänge pro Minute sind bereits sehr gut.

Qi-Gong

Die Ursprünge des Qi-Gong finden sich in der traditionellen chinesischen Medizin, dem Taoismus. In dieser Gedankenwelt gelten Yin und Yang als zwei polare Naturkräfte. Entstanden seien beide aus dem Tao, das „Eine". So lassen sich gemäß der Weltanschauung in vielen Bereichen gegensätzliche Paare zuordnen, wie zum Beispiel männlich und weiblich, hell und dunkel und so weiter. Ein zentrales Paar stellen dabei Entspannung und Anspannung dar. Beide ergänzen sich und sind nicht komplett trennbar voneinander. Yin und Yang stehen in ständiger Wandlung und verändern sich andauernd. Sind die Energien ausgeglichen, geht es uns gut, wir sind gesund.

Das Qi steht für Lebenskraft und Energie. Es besteht in der chinesischen Schrift aus den beiden Teilen Atmen und Ernährung. Psychisches Wohlbefinden und einen gesunden Körper hat gemäß der traditionellen chinesischen Medizin derjenige, der Yin und Yang, Essen und Atmen in sich vereint hat. Genügend Qi hat, wer richtig atmet, sich gesund ernährt und viel Zeit in der Natur verbringt.

Qi-Gong ist ein wichtiger Bestandteil der traditionellen chinesischen Medizin. Es bedeutet etwa „den Energiefluss systematisch lernen". Seinen Ursprung hat es um ca. 1000 vor Christus. Diese Methode wird als ganze Lebensart verstanden. Im Qi-Gong werden das Atmen und die Konzentration auf sich selbst geübt. So gilt es als Vorstufe der Meditation. Ist der innere Energiefluss gestaut, das Qi also blockiert, kommt es laut der Theorie zu innerer Unruhe und Stress. Auslöser dieser Blockade ist falsche Ernährung oder anhaltender körperlicher und geistiger Stress. Ziel des regelmäßigen Qi-Gong ist es, das Qi fließen zu lassen und zu stärken. Dabei werden die Übungen in vier Stufen praktiziert.

Als Erstes werden Blockaden aufgelöst. Dabei sollen die Gedanken nicht zwanghaft fixiert werden, der Übende ist ganz bei sich. Als

Zeichen dafür, dass das Denken „abgeschaltet" ist, gelten in dieser Praxis warme Füße und Hände. In folgenden Schritten werden Energien gelenkt und gesammelt.

Geübte berichten von innerer Ruhe, Zufriedenheit und einem achtsameren Geist. Zudem sollen die Praktiken das Immunsystem stärken. Für Einsteiger empfiehlt sich ein Anfängerkurs zum Erlernen der Techniken. Zentral dabei ist, sich auf die Ansichten der traditionellen chinesischen Medizin einlassen zu können. Die Lehrer müssen hierfür sehr gut geschult sein und bereits viele Jahre praktizieren. Informieren Sie sich daher vor einem Kurs gut, ob es sich um ein seriöses Angebot handelt. Fortgeschrittene können Qi-Gong leicht in ihren Alltag einbauen. Wenige Minuten täglich reichen bereits aus, um den Effekt der inneren Ruhe und Entspannung wahrnehmen zu können.

Tai-Chi

Auch beim Tai-Chi stellen die Energien Yin und Yang, die ihren Ursprung in der traditionellen chinesischen Medizin haben, ein zentrales Element dar. Ein harmonisches Zusammenspiel von Körper und Geist soll gefördert werden, um so zu innerer Ruhe und Ausgeglichenheit zu gelangen. Alle Bewegungen der Praxis sollen durch den Geist gelenkt werden, nicht durch Muskelkraft.

Durch den ständigen Wechsel von Anspannung und Entspannung wird der Körper dabei durchlässig für das Qi (vergleiche dazu Kapitel Qi-Gong). Der chinesische Begriff bedeutet „höchste Einheit". Tai-Chi ist ursprünglich eine Kampfkunst der „inneren Schule". Es wird also weniger Muskelkraft betont, sondern das Qi fokussiert. In der Auseinandersetzung mit dem eigenen Körper und sich selbst wird das körperliche und seelische Loslassen geübt.

Die anspruchsvollen Übungen, die in fließenden, langsamen Bewegungen ineinander übergehen, beanspruchen den gesamten Körper. Dadurch werden beim Üben das richtige Atmen sowie Ruhe und ein konzentrierter Geist gefördert. Tai-Chi gilt daher als optimal für tiefe Entspannung und Körperbeherrschung. Beschwerden wie Rückenschmerzen können durch die regelmäßige Praxis ebenfalls verschwinden.

Wie auch bei allen anderen vorgestellten Techniken ist die Voraussetzung, sich auf die Grundgedanken der Methode einzulassen. Gerade die fernöstliche Kultur ist vielen zunächst fremd und sie haben anfangs Probleme, sich auf die Denkweise der traditionellen chinesischem Medizin einzulassen. Die beste Methode, um dieses Vorurteil loszuwerden, lautet daher Ausprobieren. Auch für Tai-Chi werden viele professionell angeleitete Kurse angeboten.

TRAUMREISEN

Eine tolle Methode, um zu etwas Entspannung zu finden und aus dem stressigen Alltag zu entkommen, sind Traumreisen. Sie können bei der Bewältigung von Ängsten helfen und entführen Sie dabei in eine andere Welt. Auf sanfte Weise gelangt der Zuhörer oder die Zuhörerin zu mehr Achtsamkeit und die Konzentration wird nach innen gelenkt. Phantasiereisen spenden Kraft und verhelfen zu positiven Gefühlen und Gedanken. Im Laufe einer solchen Reise verschwimmen die Grenzen zwischen der bewussten Wahrnehmung und dem Unterbewusstsein und Seele und Geist können sich etwas erholen, regenerieren, Ballast abwerfen und sich neu ausrichten. Zusätzlich können sanfte Entspannungsmusik oder leise Geräusche aus der Natur die Reise noch positiv unterstützen.

Die eigene Vorstellungskraft wird mit Hilfe von Phantasiereisen als eine Quelle der Kreativität und Phantasie erkannt und dies kann so zu einer persönlichen Entwicklung beitragen. Phantasiereisen können Flügel verleihen und bieten Körper und Geist einen Moment der Erholung, um so zur inneren Balance zu finden und neuen Lebensmut zu schöpfen. Als Kraftquelle können Phantasiereisen mentale Ressourcen wecken, die bisher ungenutzt waren. Man kann durch diese Art von Entspannung neue Freiräume und neue Perspektiven entwickeln. Durch diese Art von Entspannung ist es Ihnen möglich, durch Ihre Phantasie alle Orte zu erreichen, die Ihnen guttun und Freiheit verschaffen, sei es der hohe Berggipfel, die unendliche Weite des Meeres, eine tosende Brandung oder ein gemütlicher Raum mit einem sanften Kerzenlicht. Als Beispiel soll die folgende Entspannungsgeschichte für Erwachsene dienen:

Die Ballonfahrt

Schließen Sie Ihre Augen und stellen Sie sich vor Ihrem inneren Auge einen wunderschönen Sommertag vor. Hoch am Himmel strahlt die Sonne und schickt die warmen Sonnenstrahlen hinab auf eine üppig blühende Wiese voller bunter Blumen. Über die Wiese hinweg weht ein leichter, frischer Sommerwind und Sie atmen den angenehmen Duft der Blumen ein. Sie fühlen sich an diesem Platz rundum wohl. Der Himmel ist strahlend blau und über den Horizont schwirren viele kleine Vögel. Es herrscht eine Idylle voller Harmonie und Geborgenheit.

Sie legen sich nun in das weiche grüne Gras der Wiese und schauen sich die Schäfchenwolken an, die am Himmel vorbeiziehen. Vielleicht können Sie verschiedene Gesichter oder Formen in den Wolken erkennen. Lassen Sie sich Zeit und spüren Sie, wie Ihr Rücken, Ihr Po und Ihre Beine auf dem saftigen Gras der Wiese liegen. Es ist, als würden Sie auf einem weichen Kissen liegen. Atmen Sie nun einmal tief ein und wieder aus. Versuchen Sie, dabei durch die Nase zu atmen. Legen Sie eine Hand auf Ihre Bauchdecke und atmen Sie noch einmal tief durch die Nase ein und durch den Mund wieder aus. Spüren Sie, wie sich Ihre Hand hebt und wieder senkt? Wiederholen Sie nun diese Übung noch einmal und stellen Sie sich dabei vor, dass Sie mit dem Atem einen Kreis formen. Versuchen Sie dabei, die Pause zwischen dem Ein- und dem Ausatmen zu verkürzen. Atmen Sie noch einmal tief ein und gleich wieder aus und stellen Sie sich dabei vor, dass der Luftstrom einen Kreis bildet. Und nun noch einmal tief ein- und wieder ausatmen.

In der Ferne, hoch oben am Horizont, können Sie einen bunten Ballon erkennen, der sich langsam nähert. Schwerelos schwebt er näher und näher an die Wiese heran. Sie setzen sich auf und beobachten, wie der Heißluftballon in Ihrem Blickfeld immer größer wird. Im Korb des Ballons befindet sich eine Person. Sie lädt Sie dazu ein, mit ihr gemeinsam auf eine kleine Reise zu gehen. Wenn Sie mögen, dürfen Sie jetzt in den bunten Ballon einsteigen. Denken Sie immer daran, dass Sie in Ihrer Phantasiewelt absolut sicher sind und jederzeit wieder auf den Boden zurückkehren können.

Sie stehen nun in einem robusten Korb und der bunte Ballon hebt sich ganz langsam und vorsichtig vom Erdboden ab. Sie schweben ganz ruhig und es geht immer weiter in den blauen Himmel hinauf. Sie sehen, wie die Welt, die Landschaft unter Ihnen, immer kleiner wird. Die Blumenwiese liegt nun bereits einige Meter unter dem Ballon und Sie können die gesamte Landschaft um die Wiese herum erblicken. Die Blumenwiese war inmitten eines dicht bewachsenen Waldes. Durch diesen Wald erstreckt sich ein kleiner Fluss, der sich durch den Wald schlängelt, am Rande des Waldes entdecken Sie einen zerbrochenen Wachturm, dieser gehörte einmal zu einer alten Burg.

Der Heißluftballon schwebt nun weiter in Richtung eines großen Tals. Sie spüren, wie der Wind sanft über den Ballon hinwegweht und Sie in Richtung des Tals bewegt. Sie sehen dort einzelne kleine Häuser, umgeben von großen Rasenflächen und wunderschönen Gärten. Um die Häuser herum befinden sich blühende Hecken. Im Garten können Sie eine Mutter sehen, die Wäsche aufhängt, während die Kinder im Garten fröhlich umherlaufen und spielen.

Die Reise geht nun weiter in Richtung eines großen Flussgebietes. Der Fluss hat bereits viele Arme ausgebildet, dazwischen befinden sich große

Pappeln und andere Bäume. Die Luft ist ganz rein und frisch. Atmen Sie einmal diese frische Luft tief ein. Sie duftet ganz anders als die Luft auf der Wiese. Konzentrieren Sie sich auf den Duft der Luft. Nach was duftet es?

Der Fluss unter Ihnen plätschert immer weiter in seinem Bett. Auf den Seiten links und rechts daneben sind große Städte und Landschaften voller Hügel. Auf dem Fluss selbst können Sie Ausflugsboote entdecken und in seiner Mitte einen Turm. Auf beiden Seiten des Flusses können die Boote anlegen und auf der Seite mit den vielen Hügeln gibt es zwei Seilbahnen, mit denen man zu einem Denkmal fahren kann. Sie können von oben die Menschen beobachten, wie sie um das Denkmal herumlaufen. Und immer, wenn Sie jemand im Ballon sieht, winkt er oder sie Ihnen fröhlich zu. Wenn Sie mögen, können Sie zurückwinken. Können Sie die Freude der Menschen spüren und die Freude, die es Ihnen bereitet, die Menschen zu sehen?

Sie schweben langsam und ganz ruhig an den Menschen vorbei. Auf Ihren Schultern spüren Sie die warmen Sonnenstrahlen und Sie fühlen sich geborgen und frei. Die Reise geht nun weiter ins Landesinnere. Sie können große Schlösser entdecken, die auf hohen Bergen stehen. Einige davon sind sehr gut erhalten, andere dagegen nur noch Ruinen. Sie fragen sich, wie die Ruinen wohl früher ausgesehen haben mögen. Stellen Sie sich vor Ihrem inneren Auge die Schlösser und Burgen vor, wie Sie vielleicht früher ausgesehen haben könnten.

Der Ballon trägt Sie immer weiter und sachte ganz schwerelos durch die Landschaft. Vereinzelt fliegen Vögel mit Ihnen. Sie schwirren um den langsam fliegenden Ballon herum und zwitschern fröhlich. Der Ballon schwebt nun über ein lang ausgestrecktes Waldgebiet. Sie atmen die Waldluft ein und können Ihren Gedanken freien Lauf lassen. Die Gedanken kommen und gehen wieder. Fühlen Sie einmal in Ihren Körper hinein, spüren Sie das Gefühl, getragen zu werden, die Schwerelosigkeit und die angenehme Wärme der Sonne. Ihr Körper fühlt sich angenehm schwer

und wohlig warm an. Der Wind streicht sanft über Sie hinweg, er trägt Sie und Sie fühlen sich absolut geborgen. Sie sind fernab aller Dinge, nur die Natur ist um Sie herum. Sie nehmen ab und zu das Zwitschern der Vögel und das Streicheln des Windes auf Ihrer Haut wahr. Sie lassen sich voll und ganz darauf ein, getragen zu werden. Sie sind ganz frei hier oben. Sie spüren die Selbstverständlichkeit Ihres eigenen Seins. Sie können sein, wer Sie sind. Sie sind absolut frei.
Sie spüren die warmen Strahlen der Sonne, die Ihnen ins Gesicht scheinen. Sie spüren die liebevolle Harmonie, die um Sie herum ist und Sie sicher trägt. Der Wind weht den Ballon nun sanft weiter zu einer alten Mühle. Mit dem fließenden Wasser drehen sich die Räder. Einzelne Wassertropfen treffen die umliegende Erde. Dort sehen Sie Waldblumen in bunten Farben, die sich der Sonne entgegenstrecken. Das Wasser der alten Mühle mündet in einem großen See. An dem See gibt es einen Sandstrand. Hier wird Ihr Ballon Sie absetzen. Sie verabschieden sich von Ihrem Ballonführer und gehen zum See hinab.

Wenn Sie möchten, können Sie hier Ihre Schuhe ausziehen und barfuß zum See laufen. Unter Ihren Füßen spüren Sie den feinen Sand und Sie können bereits das leise Plätschern des Wassers hören. Sie setzen sich eine Weile in den Sand und beobachten, wie der Ballon in der Ferne immer kleiner wird. Sie fühlen sich angenehm warm und schwer und genießen die ruhige Umgebung des Sees. Sie hören die leisen Geräusche der Wellen und atmen bewusst die frische Luft um Sie herum ein. In etwas weiterer Entfernung schnattern ein paar Enten und Sie können sehen, wie kleine Küken Ihren Müttern folgen, um nach Nahrung zu suchen. Irgendwo quakt ein Frosch, in der Hoffnung, damit ein Weibchen anlocken zu können. Auf dem See schwimmen Seerosen, sie werden umflogen von Insekten. Auch ein paar Libellen schweben wie schwerelos über sie und den See hinweg. Sie schimmern im Sonnenlicht in allen Farben des Regenbogens.

Sehen Sie sich ganz in Ruhe alles an und saugen Sie die Harmonie, die den Ort umgibt, in sich auf. Alles ist eins, alles befindet sich im Einklang.

Langsam wird es Zeit, wieder zu Ihrem Ausgangspunkt zurückzukehren. Sie speichern die Gelassenheit und die Ruhe des Ausfluges tief in Ihrem Inneren ab und nehmen das Gefühl der Leichtigkeit und der Harmonie in sich auf. Sie spüren die Verbundenheit mit der Natur und atmen noch einmal die frische und klare Luft tief ein. Denken Sie daran, dass Sie jederzeit in Ihren Gedanken zu all diesen Orten und Situationen der Reise zurückkehren können. Sie freuen sich auf jeden Tag und sind dankbar für jeden schönen noch so kleinen Moment.

Sie verlassen nun langsam mit noch geschlossenen Augen die Phantasiewelt und fühlen Ihre Füße, Ihre Arme, Sie ballen leicht Ihre Fäuste und geben etwas Druck hinein. Sie bewegen langsam Ihre Füße, Sie atmen tief ein und aus und strecken Ihre Arme und Beine. Räkeln Sie sich, wenn Sie mögen. Öffnen Sie nun wieder Ihre Augen und atmen Sie noch einmal tief ein und aus. Sie sind nun vollkommen zurückgekehrt in die wache Welt.

RAUS AUS DER ANGST MIT DER RUHEPYRAMIDE

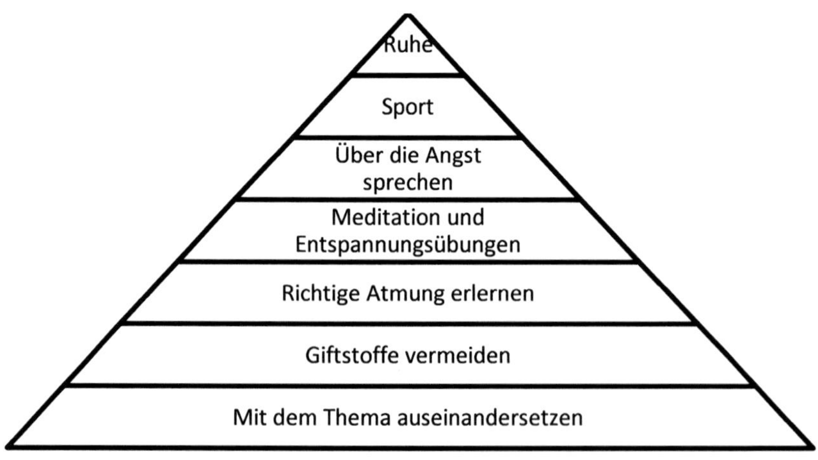

Um Angstzustände unter Kontrolle zu halten und mit der Angst bestmöglich umgehen zu können, ist es hilfreich, sich an dieser Pyramide zu orientieren. Die Ruhepyramide beinhaltet all die Maßnahmen, die hier bereits ausführlich beschrieben wurden. Die Basis bildet die Auseinandersetzung mit dem „Problem“, sich darüber zu informieren und ein gewisses Verständnis dafür zu entwickeln. Giftstoffe, wie Alkohol, Nikotin oder unnötige Medikamente, können Ängste noch verschlimmern, daher ist es ratsam, darauf zu verzichten.
Besonders während einer akuten Angstphase oder Panikattacke ist es wichtig, die richtige Atmung zu beherrschen und tief und ruhig ein- und auszuatmen, um sich so schnellstmöglich wieder zu beruhigen. Auch Entspannungsübungen und Meditationen können im Umgang mit Angststörungen eine große Hilfe sein, dabei sind geführte Meditationen für den Einstieg am besten geeignet. Sprechen Sie mit Menschen, die Ihnen nahestehen, über Ihre Ängste, zum Beispiel mit Familie oder Freunden. Auch Selbsthilfegruppen mit „Gleichgesinnten“ bieten sich an. Ausreichend Bewegung fördert die Gesundheit, das Wohlbefinden und wirkt sich positiv auf das Selbstwertgefühl aus. Zu guter Letzt ist ausreichend Schlaf und Erholung ein wichtiger Faktor, um mit einer Angststörung umgehen zu können.

ACHTSAMER IM ALLTAG

Achtsamkeit bedeutet, ein entschleunigtes Leben zu führen. Diese Entspannung kann Ihnen helfen, mit der Angst im Alltag besser umzugehen. Mit den oben beschriebenen Entspannungstechniken werden Sie bereits mehr Gelassenheit in Ihren Alltag integrieren. Sobald sich die kleinen Übungen in Ihrem Alltag zu Ihrer Routine entwickelt haben, steht Ihrem Weg zu mehr Lebenszufriedenheit nichts mehr im Wege. Durch das Nachlassen der Angst und Sorgen fühlen Sie sich bald unbeschwerter und können wieder an vielen Situationen im Alltag ohne Probleme teilnehmen.

In unserem getakteten Alltag bleibt uns häufig wenig Zeit zum Innehalten und Durchatmen. Häufig sind wir uns dessen gar nicht bewusst, da wir es nicht anders kennen. Der erste Schritt zu mehr Achtsamkeit lautet daher, Routinen zu durchbrechen und Neues in den Trott zu bringen.
Zunächst sollten Sie sich Ihrer Routinen bewusstwerden. Klare Tagesstrukturen geben uns Halt und Sicherheit. Dennoch kann es helfen, kleine Dinge zu verändern. Einerseits fordern sie uns und halten uns so fit im Kopf. Sollte Ihnen eine Änderung einmal nicht gefallen, lernen wir andererseits so, unseren als selbstverständlich angenommenen Alltag wert zu schätzen.

Bereits Kleinigkeiten reichen aus, um dem Trott zu entkommen. Nicht selten berichten Durchführende sogar davon, Veränderungen nun beizubehalten. Einige empfanden dank der Tipps sogar ein tiefes Glücksgefühl. Probieren Sie doch einige unserer Tipps einfach einmal aus.

Es kann bereits helfen, einfach einmal das Smartphone auszuschalten. Das kling zunächst banal. Oft nutzen wir unser Handy viel mehr, als wir glauben. Es gibt Apps oder Einstellungen, die Ihre Bildschirmzeit messen. Schaffen Sie sich also einmal einen Überblick, wie viel Zeit Sie tagtäglich an Ihrem Gerät verbringen. Immer und überall erreichbar zu sein überfordert unser Gehirn. Die permanente Reizüberflutung lässt es selten zu, dass wir abschalten und entspannen können. Probieren Sie einmal aus, Ihr Smartphone bewusst auszulassen oder zu Hause zu lassen. Sollte es Ihnen schwerfallen, beginnen Sie mit 30 Minuten täglich. Langsam können Sie Ihre Smartphone-freie Zeit steigern. Es muss zudem nicht ein langer Zeitblock am Tag sein, womöglich sind beispielsweise dreimal täglich eine halbe Stunde für Sie besser umsetzbar. Es mag zunächst unscheinbar wirken. Lassen Sie sich darauf ein und genießen Sie Momente am Tag ohne Ihr Handy.

Etwas Neues auszuprobieren, bietet uns ebenfalls die Möglichkeit, zu mehr Achtsamkeit zu finden. Neue Erfahrungen sind in unzähligen Bereichen möglich. Sehr unkompliziert lässt sich zum Beispiel das Einkaufen in einem fremden Supermarkt integrieren. Der unbekannte Weg zum Geschäft bietet bereits die Möglichkeit, ein neues Viertel Ihrer Wohngegend kennenzulernen. Die Orientierung im Laden beim Suchen der Produkte ist eine kleine, aber effektive Möglichkeit, Ihre Routine zu durchbrechen. Noch ungewöhnlicher wird Ihr Einkauf, wenn Sie ein neues Rezept ausprobieren. Neue Geschmacksrichtungen, ungewöhnliche Zutaten oder neue Zubereitungsmethoden sind gleich mehrere neue Erfahrungen auf vielen Ebenen. Genießen Sie Ihr Gericht anschließend bewusst, werden Sie das Geschmackserlebnis noch intensiver wahrnehmen können.

Das alte Hobby, das Sie seit Jahren nicht mehr ausgeführt haben, oder die vor Ewigkeiten gelernte Sprache sind längst vergessen? Wagen Sie sich daran, altes Wissen wieder aufzufrischen. Oft kehrt es schneller zurück als erwartet. Und ganz nebenbei fordern Sie Ihr Gehirn. Außerdem nutzen Sie Ihre Freizeit sinnvoll. Ein befriedigendes Gefühl!

Auch Ihr Zuhause kann leicht verändert werden. Seit Jahren wohnen sie schon in derselben Einrichtung? Kleine Änderungen, wie beispielsweise umgestellte Möbel, bewirken oft viel. Bereits einzelne Gegenstände, wie eine Pflanze an einem neuen Ort oder gar ein neuer Anstrich, bringen frischen Wind in Ihr Zuhause. Dabei muss es nichts Neues sein. Besuchen Sie fremde Orte für alltägliche Tätigkeiten. Wir sind schon voreingenommen, wo wir bestimmte Tätigkeiten verführen. Wir hinterfragen selten diese Orte. Daher bieten Sie die optimale Möglichkeit, unseren Alltag weiter zu verändern und so zu mehr Achtsamkeit und Zufriedenheit zu kommen. Genießen Sie Ihr Mittagessen beispielsweise im nahen Park oder stellen Sie das Bügelbrett in der Küche auf. Diese Umstellung fordert nicht nur unseren Kopf und unsere Fantasie beim Suchen der neuen Orte. Eventuell behalten Sie Ihren neuen Leseplatz am viel schöneren Fenster sogar bei.

Aufräumen oder Putzen gehören nicht zu Ihren liebsten Beschäftigungen? Probieren Sie dennoch, unbeliebte Tätigkeiten zu erledigen. Dadurch durchbrechen Sie nicht nur Ihre Routine. Im Nachhinein ist die Freude über die abgehakte Aufgabe umso größer. Testen Sie einfach einmal, wie glücklich es macht, den inneren Schweinehund zu überwinden. Ein aufgeräumtes Zuhause lädt zudem eher dazu ein, runterzukommen und zu entspannen. Ganz ohne plagendes Grübeln.

Einfach einmal ziellos loslaufen und einen Spaziergang ohne Stress genießen lässt uns das Hamsterrad ebenfalls verlassen. Wenn der eingeschlagene Weg auch noch ein neuer ist, umso besser. Automatisch müssen wir uns orientieren und unsere Umgebung beachten. Zwangsläufig führt dieser unbekannte Weg also zu mehr Achtsamkeit. Bewegung und die Natur sowie frische Luft verstärken den positiven Effekt auf unser Wohlbefinden. Und wenn Sie auch noch das Smartphone zu Hause lassen, bieten sich gute Voraussetzungen für mehr Achtsamkeit im Alltag.

Viele lassen sich beim Thema Basteln oder Handwerken leicht abschrecken und denken, „Das kann ich doch gar nicht“. Probieren Sie es einmal aus. Die Handarbeit tut Kopf und Seele gut. Beim Nähen, Hämmern oder Malen berichten viele Künstler davon, in einen Flow zu kommen. Sie vergessen alles um sich herum und befinden sich voll und ganz im Hier und Jetzt. Dieses vertiefte Arbeiten macht glücklich und lässt uns im Tätigkeitsrausch versinken. Um in diesen Flow kommen zu können, sollte die Aufgabe eine Herausforderung darstellen, die Sie jedoch bewältigen können.

Haben Sie ein klares, greifbares Ziel vor Augen, wissen Sie genau, welchen Schritt Sie wofür tun. Reparieren Sie daher das lange wackelnde Möbelstück oder kramen Sie Pappkarton und Schere aus dem Schrank. Ihre Familie und Freunde werden sich bestimmt über eine kleine selbst gemachte Überraschung freuen. Und sollte Ihre Handarbeit nicht so klappen, wie Sie sich das vorgestellt haben: das muss ja keiner wissen. Übung macht den Meister. Der nächste Versuch wird bestimmt besser.

Wir lernen nie aus. Dass Lernen glücklich macht, ist längst bekannt. Bis ins hohe Alter profitieren Zufriedenheit und der Kopf davon. Wann haben Sie zuletzt Vokabeln gepaukt oder ein Instrument geübt? Es gibt unzählige Kurse. Auch im Internet können Sie fündig werden. Es entschleunigt nicht nur, Neues zu erlernen, sondern es stärkt auch das Selbstwertgefühl und macht unseren Alltag interessanter. Und spätestens bei Ihrem nächsten Urlaub profitiert die ganze Familie von Ihren neu erworbenen Sprachkenntnissen. Auch wenn die nächsten Ferien noch lange hin sind, planen Sie Ihren Urlaub. Tagträume vom langen Sandstrand oder weitem Bergpanorama entspannen. Hören Sie auf Ihre Wünsche und Bedürfnisse. Vielleicht ist Ihnen dieses Jahr eher nach Entspannung auf dem Balkon. Zieht es Sie doch in ferne Länder, achten Sie ganz bewusst auf Ihre neue Umgebung. Achtsam können Sie Landschaft, Gerüche und Geräusche wahrnehmen und das Neuartige genießen.

Achtsamkeit wird oft mit „Glücklichsein" verbunden. Die Mehrheit der Menschen wünscht sich dies am meisten. Gerade in einer scheinbar aussichtslosen Situation wirkt das Glück wie ein weit entferntes Lebensziel. Die Tipps und Ratschläge, welche Sie in diesem Buch bis jetzt kennengelernt haben, bringen Sie Ihrem Ziel ein ganzes Stück näher. Ist das Grübeln gestoppt, heißt das jedoch nicht automatisch, dass man glücklich ist. Daher erhalten Sie nun einige Ideen, wie Sie zu mehr Freude, Erfüllung und Zuversicht gelangen können. Dadurch kann sich die innere Blockade gar nicht erneut anstauen und die negative Gedankenspirale gehört der Vergangenheit an.

Was ist Glück überhaupt?
Das komplizierte am Streben nach Glück ist, dass es umso weiter entfernt scheint, je mehr wir ihm nachjagen. Unsere häufig schwer zu erfüllenden Erwartungen treten nicht ein, was zu Frust führt. Im Buddhismus gilt das Suchen nach Glück als Hauptursache für Unzufriedenheit. Daher ist es wichtig, zum Glück zu finden, ohne in diese Falle der Enttäuschung zu tappen. Mittlerweile existiert dafür eine eigene Wissenschaft. Dank der „Positiven Psychologie" gibt es viele belegte Erkenntnisse, was uns wirklich glücklich macht. Erfahren Sie im Folgenden einige davon.

Um zu vollkommenem Glück zu finden, sollten Sie zunächst einiges über die Hintergründe des bei uns so geläufigen Begriffs lernen. Man unterscheidet grundsätzlich zwei Arten von Wohlbefinden. Das Erleben tiefer Zufriedenheit und Erfüllung oder des Flows während einer Tätigkeit wird auch eudämonisches Wohlbefinden genannt. Der Begriff stammt aus der Philosophie der griechischen Antike. Diese Form des Glücks beruht auf den Bemühungen, durch den Einsatz persönlicher Stärken oder der eigenen Kompetenz etwas Bedeutungsvolles zu tun.
Die zweite Dimension der Glückswissenschaft ist das hedonistische Wohlbefinden. Es umfasst alles, was uns Freude bereitet. Dieses Streben nach Vergnügen lässt uns in spaßerfüllten Momenten zufrieden sein.

Beide Teile des Wohlbefindens können sich ergänzen. Es gilt jedoch auch, dass nicht übertrieben werden sollte. Strebt man zu exzessiv nach Leistung oder Genuss, kommt die andere Dimension nicht zum Tragen. Optimal ist daher die Balance zwischen Zielorientierung und Vergnügungsorientierung.

Eine bedeutende Erkenntnis der Forschung ist, dass Besitz nicht glücklicher macht. Selbstverständlich machen große finanzielle Probleme und Existenzängste definitiv nicht glücklich. Können die Grundbedürfnisse gestillt werden, macht mehr Geld erwiesenermaßen nicht glücklicher. Eventuell bereitet die Vermögensverwaltung sogar Stress. Überlegen Sie einmal für sich: Wann sind Sie eher konsumorientiert? Was sehr wohl zufriedener macht, ist die Investition in gemeinschaftliche Aktivitäten. Es muss nicht direkt die Fernreise sein. Auch schon ein Eis mit der ganzen Familie essen zu gehen, macht alle glücklich.

Die Glückswissenschaft hat einige Modelle zur Erklärung unseres Glücks entwickelt. Eines davon ist das „PERMA-Modell" von Martin Seligman. Jeder Buchstabe steht dabei für eine Komponente des authentischen Glücks.

P wie positive Emotionen: Jegliche Form von Genuss oder Freude.
E wie Engagement: Das vertiefte Arbeiten und Versinken in einer Tätigkeit. Im Flow alles um einen herum vergessen.
R wie Relationship: Beziehungen stellen einen Kernaspekt unserer Zufriedenheit dar. Wir Menschen haben ein natürliches Bedürfnis nach sozialem Austausch.
M wie Meaning: Eine Bedeutung oder der Sinn einer Tätigkeit erfüllt unser Leben und stärkt dabei unser Selbst.
A wie Accomplishment: Zielorientierung führt zu Fortschritt und Erfolg in unserem Leben.

Diese Theorie stellt nur ein Beispiel dar. Es gibt viele Versuche von Forschern, das ungreifbare Glück als Formel darzustellen oder zu erklären. Diese fünf Säulen gelten daher eher als Inspiration. Schauen Sie auf Ihr eigenes Leben und überlegen Sie, in welchem der Bereiche Sie etwas ändern sollten.

Das klingt beinahe zu banal für unsere schnelllebige Welt. Eine Flut an Reizen und Entscheidungen im Alltag führt schnell zu Überforderung.

Vorzüge des Glücks

Glücklich zu sein ist etwas Positives, ganz klar. Doch was sind weitere Vorzüge von Zufriedenheit?

Wohlbefinden führt zum Beispiel zu mehr Erfolg, egal, ob beruflich, sozial oder gesundheitlich. Die Forschung konnte vielfach belegen, dass zufriedene Menschen in zahlreichen Gebieten erfolgreicher als unglückliche sind. Glück führt zu mehr Kreativität oder Hilfsbereitschaft. Gleichzeitig wird sogar das Immunsystem gestärkt und das Durchhaltevermögen wächst. Die Liste der positiven Effekte könnte endlos weitergeführt werden. Man kann hier von einem Wechselspiel sprechen. Wohlbefinden führt zu mehr positiven Emotionen, die wiederum glücklicher machen und so weiter.

Vielleicht fällt Ihnen auf, dass dies als Gegenstück zum Teufelskreis der negativen Gedanken gesehen werden kann. Durch Zufriedenheit nimmt zum Beispiel die Resilienz zu, die Sie bereits beim Thema Stress kennengelernt haben. Glück macht uns resistenter gegen Stress. Wir können unsere Ressourcen besser nutzen und werden durch die Anforderungen sogar angespornt. Positives Erleben lässt uns aus der negativen Gedankenspirale ausbrechen. Probieren Sie es einmal mit kleinen Erlebnissen. Schon ein bloßes Lächeln macht zufriedener.

Glücklich sein lässt sich angewöhnen. Erfahren Sie abschließend einige Gewohnheiten, die zu mehr Zufriedenheit führen und Sie Grübeln beenden lassen.

Es bietet sich an, jede Woche eine Gewohnheit in den Alltag einzubauen und so nach und nach glücklicher zu werden. Oder Sie lernen sich zunächst kennen und verlassen sich auf Ihre Intuition. Entscheidend ist jedoch, dass Sie über die Lektüre dieses Buches hinausgehen und versuchen, die Tipps im Alltag einzusetzen.

Spielen Sie einmal wieder. Ja genau, wie ein Kind. Als Erwachsene verlernen wir das Spielen gewöhnlich. Freizeitaktivitäten lassen uns entspannen und Freude haben. Um stets Spielideen parat zu haben, können Sie eine Liste erstellen. Notieren Sie alles, was Sie gerne machen. Nehmen Sie sich täglich eine Aktivität Ihrer persönlichen Liste vor, egal, ob tanzen, puzzeln oder ein Museumsbesuch. Werden Sie kreativ und entdecken Sie das Kind in sich.

Dankbarkeit wirkt sich sehr positiv auf unser Wohlbefinden aus. Sie lindert Ängste und Sorgen und macht uns optimistischer und energetischer. Achten Sie daher besonders auf die positiven Dinge Ihres Alltags und seien Sie dankbar. Und ein persönliches „Dankeschön" erfreut nicht nur Sie, sondern auch die Person, der Sie danken. Die positiven Erlebnisse sollten Sie zudem versuchen, so gut wie möglich zu genießen. Kosten Sie schöne Momente so lange wie möglich aus und erleben Sie Sinneseindrücke dadurch noch intensiver. Achten Sie in einem erfreulichen Moment doch einmal bewusst auf Ihre Sinne und dehnen Sie ihn aus, so lange es geht. Ob ein köstliches Eis oder der Duft einer Blume, alles wird Ihnen viel intensiver vorkommen.

Entscheidend, um tiefes Glück zu empfinden, ist es, Sinn im Leben zu sehen. Suchen Sie daher Sinn in Ihren Tätigkeiten. Fragen Sie sich ausgiebig, worin Ihre Lebensaufgabe besteht. Womöglich haben Sie sich ein Beispiel an einer nahestehenden Person nehmen können oder es ist Ihre Aufgabe in einem positiven Ereignis. Ob das Ziel in den nächsten Stunden oder Jahren verwirklicht wird, ist hierbei zweitrangig. Entscheidend ist es, eine klare Aufgabe zu haben. Fragen Sie sich, was Sie gut können und gerne tun. Daraus ergibt sich Ihre Lebensmission.

Pflegen Sie Ihre sozialen Beziehungen. Bindung zu unseren Mitmenschen stellt eine zentrale Voraussetzung der Zufriedenheit dar. Egal, ob Liebespartner oder guter Freund, Zeit mit lieben Menschen zu verbringen, macht glücklich. Kommunizieren Sie deshalb so oft wie möglich mit anderen und wertschätzen Sie Ihre Beziehungen.

Diese Tipps sind einige Anhaltspunkte, um zu mehr Wohlbefinden zu gelangen. Das gesamte Buch bietet Ihnen das nötige Wissen und

Werkzeug, um aus dem Gedankenkarussell zu entkommen und negatives Grübeln zu stoppen. Darüber hinaus haben Sie nun erfahren, wie Sie mehr Erfüllung und Freude im Alltag erfahren können. Alle Tipps und Ideen setzen aktives Ausprobieren voraus. Suchen Sie sich ansprechende Techniken aus und integrieren Sie diese in Ihren Tagesablauf. Bleiben Sie geduldig und offen für neue Erfahrungen. Dann wird das endlose Grübeln bald der Vergangenheit angehören. Lösen Sie Ihre Blockade und werden Sie glücklich! Sie haben es in der Hand.

DAS SORGENKARUSSELL BEENDEN

Ein zentrales Problem vieler Menschen mit Angst und Panikattacken ist das ständige Grübeln über potenzielle Gefahren. Viele sind so in ihrem Sorgenkarussell gefangen und steigern sich immer weiter in die Ängste hinein. Diese Tipps sind meine persönlichen Ratschläge an Sie und sollten zusätzlich zur Angstbewältigung umgesetzt werden (Siehe dazu „Die Angst bewältigen" und „Kurz und knapp: raus aus der Angst"). Zudem finden Sie nach jedem Tipp einen Erfahrungsbericht, der Sie motivieren soll, sich auf einen neuen Alltag ohne Angst und Panikattacken einzulassen.

Im Folgenden werde ich chronologisch einen Beispieltag durchgehen und Ihnen viele Tipps an die Hand geben, wie sie von Sonnenaufgang bis -untergang durch kleine Alltagstipps selbst den Stress im Alltag verringern können. Nehmen Sie sich nicht zu viel vor. Sich selbst zu hohe Ansprüche zu stellen, stellt ebenfalls eine Stressquelle dar. Für viele Leistungsorientierte und Perfektionisten stellen die eigenen Ansprüche sogar den schlimmsten Stressfaktor dar. Doch der Reihe nach: Beginnen wir mit dem Morgen.

1. Gestern Abend wurde es wieder viel zu spät, es musste doch noch ein Telefonat geführt werden, Mails beantwortet werden oder der Film,

den Sie sich schließlich nach dem stressigen Tag gegönnt haben, war einfach zu spannend? Viele Deutsche gehen laut einer Umfrage unter der Woche nach eigenen Angaben zu spät ins Bett. Daher ist es naheliegend, dass Sie morgens gerne noch zehn bis 15 Minuten länger liegen bleiben. Sie machen sich dann einfach schneller fertig, denken Sie sich. Oder Sie haben vielleicht sogar am Abend ihren Wecker ein klein wenig später gestellt, um nicht ganz müde aufzuwachen. Dies ist jedoch der erste Fehler. Am Morgen macht jede Minute viel aus.

Studien haben ergeben, dass ein ruhiger Start in den Tag den ganzen Tag über weniger stressig ist. Das mag zunächst sehr banal klingen. 30 Minuten weniger schlafen und dafür den ganzen Tag entspannter sein? Probieren Sie es einfach einmal aus. Und einmal ehrlich: 10 Minuten länger zu dösen, bringt einem nicht wirklich etwas. Oft macht es sogar noch müder im Laufe des Tages. Fallen Sie jedoch nicht auf sich selbst herein und planen Sie in der jetzt neu gewonnenen Zeit am Morgen nicht direkt eine Tätigkeit ein. Dies würde selbstverständlich wiederum zu noch mehr Stress führen. Unser erster Tipp für Sie lautet daher: Stellen Sie sich den Wecker einmal 15 Minuten früher, am besten eher sogar 30 Minuten. Stehen Sie möglichst zeitig auf und beobachten Sie einfach einmal, was mit Ihnen passiert.

Vielleicht haben Sie endlich einmal Zeit, den Kaffee im Sitzen zu genießen, oder Sie lesen einen Artikel in der Zeitung. Womöglich bleiben Sie auch einfach länger unter der Dusche und genießen die Zeit für sich. Entscheidend ist, dass Sie die neugewonnenen Minuten für sich nutzen. Achten Sie darauf, was Ihr Körper am heutigen Morgen braucht, und geben Sie es ihm. Wenn sich die neue Aufstehzeit eingespielt hat, werden Sie bald merken, dass sogar schon 10 Minuten mehr Zeit am Morgen den ganzen Tag über zu mehr Gelassenheit führt, bis zum Abend hin. Haben Sie Geduld. Ein paar Tage, eher Wochen, braucht der Biorhythmus schon, um sich neu einzustellen.

„Seit ich mir morgens genug Zeit nehme und in Ruhe frühstücke, sind viele meiner körperlichen Probleme verschwunden. Ich litt unter starken Rückenschmerzen. Da ich mir ständig Sorgen um meine Liebsten machte, litt ich unter chronischer Anspannung. In der Psychotherapie habe ich gelernt, mit den Sorgen besser umzugehen und sie neu zu bewerten. Oft kann ich sie so verdrängen. Der gemütliche Morgen entspannt mich zusätzlich."

2. Der zweite Tipp beschäftigt sich mit den Mahlzeiten. Egal, ob Frühstück, Mittagessen im Büro, der Kaffee am Nachmittag oder das Abendessen mit der ganzen Familie: Nehmen Sie sich die Zeit, Ihre Mahlzeiten bewusst einzunehmen. Um zunächst aufmerksam für Ihre Essgewohnheiten zu werden, beobachten Sie anfangs eine Woche lang, wann sie was essen. Wenn es Ihnen hilft, können Sie dies gerne notieren. Aber Vorsicht, es kann leicht zu einem weiteren Stressfaktor werden. Bereits aufmerksam darauf zu achten, hat ebenfalls schon eine große Wirkung. Ihnen wird womöglich auffallen, dass Sie oft zwischendurch naschen oder Ihre Mahlzeiten gar im Stehen zwischen Tür und Angel einnehmen.

Der Grund dafür mag einleuchtend sein. Essen Sie nebenbei, sparen Sie diese Zeit vermeintlich für andere Aufgaben des Alltags. Diese Angewohnheit ist jedoch nicht zielführend. Achtsames Essen entschleunigt viel mehr, als Sie glauben. Starten Sie daher Ihren Tag bereits mit einer kleinen Auszeit. Sollten Sie keine Zeit haben, Ihre Mahlzeit selbst zuzubereiten, kann auch das fertige Essen aus dem Supermarkt schön angerichtet werden. Schon kleine Handgriffe entschleunigen die Nahrungsaufnahme ungemein. Richten Sie Ihre Mahlzeiten schön auf einem Teller an, nutzen Sie Besteck. Schnelles Hinunterschlingen mit der Hand im Gehen sollte Geschichte sein. Auch kleine Aufmerksamkeiten auf dem Tisch, wie eine schöne Serviette oder eine Blume, machen direkt glücklich und achtsamer. Schon bald werden

Ihnen die festen Mahlzeiten heilig sein und Sie werden die kleinen Auszeiten ein paar Mal am Tag nicht missen wollen.

„Was hat eine soziale Phobie und ein genüssliches Mittagsessen mit Kollegen gemeinsam? Viel mehr als gedacht. Durch meine Angst, mit fremden Menschen zu sprechen und sie kennenzulernen, aß ich auf meiner Arbeit immer allein in meinem Büro. In die Kantine zu gehen und dort mit Kollegen reden zu müssen, war für mich eine Horrorvorstellung. Da die Angst immer schlimmere Ausmaße annahm, wollte ich jedoch etwas ändern. Dank meiner Selbsthilfegruppe erfuhr ich viel Unterstützung von Gleichgesinnten und zog den Kampf gegen die Angst durch. Die ständige Anspannung im Büro, besonders, wenn Leistung von mir gefordert wurde, die direkt bewertet wurde, führte bei mir zu Magenschmerzen und Verstopfung. Diese wurden begünstigt, da ich das Mittagsessen nur schnell hinter meinem Schreibtisch verschlang. Als ich meine Angst besser im Griff hatte, konnte ich nicht nur besser auf Kollegen zugehen, sogar das gemeinsame Mittagessen gewöhnte ich mir an. Bald merkte ich, dass die Pause zusammen viel schöner ist und ich das Essen in der Kantine viel mehr genoss. Das wirkte sich positiv auf meine Verdauung aus. Zugleich war ich so jeden Tag gezwungen, mit meinen Kollegen zu sprechen, und konnte nicht wieder in alte Angstmuster verfallen."

3. Der dritte Antistress-Tipp gegen die Angst im Alltag heißt Bewegung. Sport ist der reine Stresskiller. Ob in der Natur oder drinnen, ob allein oder mit Freunden. Die Glückshormone, die dabei ausgeschüttet werden, tun uns nicht nur während der Aktivität gut. Auch noch Stunden später profitieren wir von der Entspannung. Und auch den inneren Schweinehund überwunden zu haben und zum Beispiel bei schlechtem Wetter oder Kälte Sport gemacht zu haben, befriedigt uns.

Wichtig ist hierbei jedoch, dass der Sport nicht zum Stress wird. Sie sollten dabei stets auf sich hören. Ist der stundenlange Besuch des

Fitnessstudios oder das akribische Joggen auf dem Laufband daheim wirklich täglich nötig? Oder reicht es womöglich, einen ausgedehnten Spaziergang im Wald zu unternehmen und so auf andere Gedanken zu kommen? Finden Sie Ihr persönliches Sportpensum heraus. Mindestens eine halbe Stunde Aktivität täglich sollte es laut WHO aber schon sein. Ob Sie Aktivität als Krafttraining, Yoga, Spaziergang oder Joggingrunde definieren, bleibt Ihnen überlassen. Und auch ein ausgiebiger Wohnungsputz ist Aktivität. Im Nachhinein werden Sie nicht nur erschöpft und glücklich sein, sondern die Wohnung auch noch blitzblank.

„Durch meine Panikstörung schränkte ich meinen Alltag viele Jahre lang immer weiter ein. Ich mied öffentliche Verkehrsmittel aus Angst, dort einen Panikanfall zu bekommen. Da durch Koffein mein Herz raste, was mich an meine Panikattacken erinnerte, trank ich keinen Kaffee und keine Cola. Und sogar Sport mied ich, um bloß keine neue Panik zu erfahren. Nach und nach konnte ich meine Angst mithilfe eines Psychologen jedoch kontrollieren. In der Therapie provozierten wir Paniksymptome, damit ich mich an diese gewöhnen konnte. So lernte ich, dass das Herzklopfen nach schnellem Treppensteigen vollkommen normal ist. So wagte ich mich auch wieder an den Sport. Ich hatte total vergessen, wie viel Spaß mir Fußball als Kind immer gemacht hat. Durch die Bewegung hatte ich wieder mehr Spaß im Alltag und konnte besser abschalten. Seitdem ich regelmäßig trainiere, fühle ich mich viel fitter und stärker. Der Sport ist eines der Dinge, die ich nun wieder tun kann, da ich meine Panik bewältigen konnte. Es war ein langer Weg, der sich aber definitiv gelohnt hat."

4. Es muss kein Sport sein, gehen Sie aber so oft wie möglich raus in die Natur. In unseren Genen ist die Verbundenheit zur Natur gewissermaßen verankert. Gerade Stadtmenschen verspüren nicht selten eine tiefe Sehnsucht ins Grüne. Biologisch gesehen sind wir Menschen eben nicht

für das stressige und turbulente Stadtleben gemacht. Die Natur ist sozusagen unser evolutionäres Zuhause. Es existieren viele wissenschaftliche Beweise, dass die Natur unser seelisches Wohlbefinden begünstigt. Die Natur kann als natürlicher Stimmungsaufheller gesehen werden.

Bereits wenige Minuten im Grünen führen zu mehr positiven Gedanken. Dies tritt sogar beim bloßen Anblick der Natur ein. Der Schreibtisch am Fenster oder das Poster einer Landschaft lassen uns bereits zur Ruhe kommen. Dabei ist es jedoch entscheidend, ohne Leistungsdruck in den Wald oder über die Wiesen zu gehen. Die Stoppuhr beim Joggen oder der Pulsmesser beim Radfahren verhindern, dass die Entspannung eintritt. Für den wohltuenden Effekt sollte man komplett im Hier und Jetzt sein. Auch das Smartphone gehört draußen am besten in die Tasche. Jeder Aufenthalt im Grünen hilft. Selbst große Städte haben Parks oder Grünflächen, die besucht werden können. Wer ein noch intensiveres Naturerlebnis haben möchte, kann Waldbaden ausprobieren. In Japan wird diese Methode seit Jahrzehnten therapeutisch eingesetzt. Das Shinrin-yoku ist dort weit verbreitet und an Universitäten wird sogar Waldmedizin gelehrt. Auch in Deutschland werden zunehmend Workshops zum Entschleunigen im Wald angeboten.

„Seit ich denken kann, plagt mich eine schreckliche Angst vor Spinnen. Schon als Kind konnte ich kaum in den Keller gehen und bekam große Panik, wenn ich einem großen oder kleinen Exemplar begegnete. Auf Anraten meines Hausarztes suchte ich mir professionelle Hilfe. Ich wollte endlich ohne die Hilfe meines Mannes in den Keller gehen können und beim Staubwischen keine Schreikrämpfe erleben. Die Therapie war zunächst schwer für mich. Die Therapeutin machte mir bald deutlich, dass ich die Angst nur bewältigen könne, wenn ich mit Spinnen konfrontiert bin. Wir begannen mit Fotos der Tiere, die ich genau betrachten musste und anfassen sollte. Nach einer ersten Überwindung erlebte ich, dass meine Angst tatsächlich nachließ. Da die Praxis in der Nähe eines

Waldes liegt, ging ich dort mit meiner Therapeutin hin, um auf die Suche nach Spinnen zu gehen. Anfangs waren diese Spaziergänge purer Horror für mich. Als die Angst aber nachzulassen begann, gefiel es mir immer besser im Wald. Ich genoss die Beruhigung des Grüns und das Zwitschern der Vögel. Die regelmäßigen Ausflüge in den Wald habe ich auch nach Abschluss der Therapie beibehalten. Die Bäume entspannen mich und es macht mir große Freude, die Tiere zu beobachten. Sogar die Spinnen, zumindest aus einiger Entfernung."

5. Vor allem abends beschäftigen Sie überwiegend angsterfüllte Gedanken und Sie kommen aus diesem Abwärtstrend der Sorgen gar nicht mehr heraus? Viele beschäftigen die Sorgen des Alltages vor allem am Abend. Wenn der Trubel des Tages langsam abklingt, können wir unsere Sorgen nur noch schwer verdrängen. Unser vierter Tipp soll Ihnen ein wenig mehr Klarheit beim Einschlafen verschaffen. Der Rat klingt vielleicht veraltet, ist aber durchaus wirksam. Führen Sie Tagebuch. Egal, in welcher Form, ob das klassische Heft, in das Sie per Hand schreiben, ob eine Handy-App oder ob Sie Ihre Erlebnisse als kleine Bildchen zeichnerisch darstellen. Das Ritual führt zum kurzen Innehalten jeden Abend. Es schafft einen Rahmen, der unseren Tag abschließt.

Des Weiteren schafft das Verschriftlichen eine Distanz zum Geschehen. Außerdem werden Ihnen plötzlich auch an einem noch trüben Tag positive Dinge einfallen. Sei es nur das Lächeln der Supermarktkassiererin oder der Duft der Blüten am Frühlingsmorgen. Notieren Sie einen positiven Moment, sei er auch noch so klein und unscheinbar. Schon bald werden Sie merken, dass Ihr Buch voll von vielen kleinen scheinbar unbedeutenden Momenten sein wird. Um den Effekt des Innehaltens und Tagebuchschreibens optimal nutzen zu können, ist es wichtig, dass es zur Gewohnheit wird. Legen Sie das Buch beispielsweise neben Ihr Bett auf den Nachttisch. So sehen Sie es jeden Abend und werden an das Notieren erinnert. Danach sollten Sie nichts Aufregendes mehr machen, wie Filme schauen oder mit dem Smartphone chatten.

Eine kleine Vorlage für das Tagebuch könnte so aussehen (sie gilt als Inspiration und kann selbstverständlich beliebig angepasst werden):
Datum:
Heute war besonders schön, dass:
Meine Zeichnung des Tages:
Dafür bin ich heute dankbar:

„Um meine generalisierte Angststörung zu bewältigen, empfahl mir mein Therapeut, ein Sorgentagebuch zu führen. Es wurde zu meinem Ritual, meine Sorgen und Ängste jeden Abend zu notieren. Ich nutzte die Gelegenheit und schrieb auch positive Erlebnisse des Tages auf. Meine Gedanken zu klären, half mir, abends runterzukommen, und ich schlafe seitdem besser. Innerhalb der letzten Jahre habe ich so schon viele Bücher gefüllt. Sie mir manchmal anzuschauen, bereitet mir stets große Freude."

6. Mein sechster Tipp klingt zunächst sehr banal, denn es sind nur vier Buchstaben: Nein. Nein sagen zu können, fällt vielen Gestressten häufig schwer. In allen Lebensbereichen werden wir tagtäglich gefordert. Nur wir selbst können ab einem gewissen Punkt die Reißleine ziehen und „Stopp!" sagen. Die Angst, zu versagen, das Unbehagen, sich selbst die Leistungsgrenze einzugestehen, oder das negative Gefühl, den anderen im Stich lassen zu müssen, führt oft dazu, dass wir mehr machen, als wir können.

Auf lange Sicht ist damit jedoch allen Beteiligten geschadet. So wird Ihnen jeder Chef oder Kollege beim genauen Hinsehen sicherlich lieber eine langsame Bearbeitung der Aufgaben bewilligen, als Sie nach einer kurzen und zu vollen Stressphase krank vorzufinden. Verständlicher wird es auf jeden Fall, wenn Sie Ihre Absage erklären. Versetzen Sie sich in die Lage Ihres Gegenübers und seien Sie ehrlich. Wären Sie an seiner Stelle sauer, wenn eine Absage käme? Dies ist selten der Fall, oftmals urteilen wir strenger mit uns selbst, als wir es über andere tun würden.

„Schon seit Jahren merkte ich, wie mir eigentlich alles zu viel wurde. Ich bekam Job, Familie und Ehrenamt gerade so unter einen Hut. Außerdem hatte ich unglaubliche Angst, den Ansprüchen nicht zu genügen. Durch die zu hohen Erwartungen entwickelte ich riesige Angst davor, etwas Falsches zu sagen und dadurch nicht gemocht zu werden. Ich zog mich sozial immer weiter zurück. Durch mein zwanghaftes „Allen gefallen wollen" erreichte ich das Gegenteil und wirkte durch meine Unsicherheit abweisend. Langsam steigerte ich mich immer weiter in Befürchtungen und Versagens-Fantasien. Irgendwann nahm meine Leistung dadurch tatsächlich ab. Ich wurde unkonzentriert und hatte Schwierigkeiten, mich mit meinen Kollegen abzusprechen. Auf Anraten meines Vorgesetzten ging ich zur Psychotherapie. Dort erfuhr ich, dass ich an einer sozialen Phobie litt. Zunächst erklärte mir der Therapeut genau die Entstehung der Angststörung. Dann begann ich, an mir zu arbeiten und die Erwartungen an mich selbst runterzuschrauben. Unter anderem übte ich, „Nein!" zu sagen und Bitten abzuschlagen. Das fiel mir anfangs viel schwerer als gedacht. Mir wurde aber bald klar, dass ich manchmal an mich denken muss und daher kein Versager bin. Manchmal muss ich mich wieder selbst daran erinnern.

7. Auch dieser Tipp scheint zunächst sehr naheliegend zu sein, wird aber oft vergessen oder falsch umgesetzt: Gönnen Sie sich Pausen.

Wirkliche Pausen. Ob nach Feierabend, am Wochenende, im Urlaub oder ein ganzes Sabbatical. Oft nehmen wir uns selbst in unserer vermeintlichen Freizeit zu viel vor. Der Freizeitstress kommt zum Alltagsstress hinzu und wir finden gar nicht mehr zur Ruhe. Viele haben zunächst Sorge vor der Ruhe. Erst wenn wir zu Ruhe kommen, beschäftigen wir uns mit den Grübeleien oder negativen Gedanken. Wenn wir sie ständig vor uns her schieben, werden sie jedoch nie gelöst und eher schlimmer.

„Als meine Panikattacken immer häufiger und schlimmer wurden, ging ich zum Arzt. Dieser überwies mich an einen Psychologen. Die Diagnose war schnell klar: Ich litt unter einer Panikstörung. Ich wollte wieder mehr Lebensqualität zurück und entschied mich, eine Therapie zu machen. Es gab in diesen sehr intensiven Monaten viele Höhen und Tiefen, auch einige Rückschläge. Zwischendurch glaubte ich, die Kontrolle über meine Panik nie erlangen zu können. Allmählich änderte ich jedoch nicht nur meine Gedanken und Ängste in der Therapiesitzung selbst. Ich schaffte es, auch zu Hause die Übungen der Symptomprovokation durchzuführen. Dadurch erlebte ich schnellere Erfolge. Außerdem erarbeitete ich mit dem Psychologen einen Plan, wie ich meinen Alltag verbessern konnte. Ich schilderte meinen gewöhnlichen Tagesablauf voller Termine und Verpflichtungen. Daher gab er mir eine Aufgabe, die mir zunächst lächerlich erschien: Pause. Ich sollte bewusst eine Pause machen, jeden Tag. Bei unserem nächsten Treffen sollte ich dann von meiner Erfahrung berichten. Pause heißt, so einigten wir uns, nicht dabei zu arbeiten oder ein Telefonat mit den Kollegen zu führen oder nebenbei die Wäsche machen. Ich sollte wirklich tun, was mir Spaß macht, am besten nichts. Einfach da sitzen und zum Beispiel bewusst einen Kaffee genießen. Oder den Feierabend mal ganz frei halten und nicht noch eine Verabredung in die wenigen freien Stunden quetschen. Ich rechnete damit, diese Aufgabe ohne Probleme lösen zu können.

Doch schon am ersten Tag wurde mir beim Rückblick am Abend bewusst, dass ich keine echte Pause hatte. Das Mittagessen war eher ein Kampf mit den Kindern und meine Verpflichtungen zogen sich mehr als geplant. Als ich abends aufs Sofa fiel, schaute mein Mann einen Film, der mich überhaupt nicht interessierte. Keine Pause, wie ich sie mir wünsche. Daher wurde ich besser, plante viele kleine Pausen in meinen Tagesablauf ein. Anfangs trug ich mir mindestens einmal wöchentlich eine Zeit für mich ein, in der ich tat, wonach mir war.

Ob ein ausgedehnter Spaziergang oder Eis essen in der Sonne. Als die Pausen zur Routine wurden, zog ich Bilanz. Mir wurde bewusst, wie sehr sie meinen Alltag bereicherten. Schon nach wenigen Minuten, in denen ich einfach die Gedanken beim Blick aus dem Bürofenster schweifen ließ, arbeitete ich mit mehr Freude und Engagement weiter. So holte ich die vermeintlich verlorene Zeit schnell wieder rein. Und mir ging es viel besser, ich war ausgeglichener und wirkte unbeschwerter. Wird mir heute mal wieder alles zu viel, blicke ich zurück. Meistens erkenne ich schnell den Grund für meine Erschöpfung. Die letzte Pause ist viel zu lange her. Mittlerweile spüre ich genau, wann ich eine Pause brauche, und möchte meine neue Gewohnheit nicht missen. Pausen sollten ja eigentlich selbstverständlich sein."

8. Ein simpler Tipp lautet: ablenken. Schließlich ist jede Art von Gedanken besser, als im Grübeln zu versinken. Die Aufmerksamkeit kann auf so ziemlich alles gelenkt werden. Besonders geeignet sind Tätigkeiten, bei denen wir aktiv sein müssen. Durch die kognitive Forderung ist es dadurch noch schwerer, in die negative Gedankenspirale zu geraten. Probieren Sie verschiedene Ablenkungen aus.

Ob fernsehen, telefonieren oder basteln: finden Sie Ihre Lieblingsaktivität. Bedenken Sie jedoch, dass Ablenkung zwar kurzfristig für einen klareren Kopf führt, langfristig existieren die Sorgen jedoch weiterhin. Durch ständige Berieselung haben wir nicht nur kaum eine Möglichkeit, im Alltag zu grübeln, sondern gleichwohl denken wir auch gar nicht mehr nach. Daher ist Vorsicht geboten, um nicht in einem ruhigeren Lebensabschnitt erneut in die Sorgenspirale zu geraten. Es gilt daher im Optimalfall, zwar nachzudenken, Grübeln jedoch durch Ablenkung zu vermeiden.

„Geht es meinem Sohn im Ausland gut? Wo bleibt mein Mann denn schon wieder? Habe ich womöglich die Rechnung nicht bezahlt? Was, wenn ich plötzlich schwer krank werde und mich nicht mehr um meine Familie kümmern kann? Sorgen über Sorgen begleiten mich jeden Tag. Meine erwachsenen Kinder sind schon genervt, wenn ich mal wieder panisch versuche, sie zu erreichen. Sie kamen auf die Idee, dass mir Ablenkung im Alltag fehle. Deshalb bekam ich zum Geburtstag von meiner Familie ein riesiges Angebot an Freizeitbeschäftigungen.

Ein großes Puzzle und Mandalas mit Buntstiften. Eine Yogamatte und ein neues Kochbuch sowie eine Liste mit Dingen, die ich ausprobieren sollte. Ich wusste erstmal nichts so recht mit den Geschenken anzufangen. Nach und nach probierte ich jedoch alle Aktivitäten aus. An einigen fand ich großen Gefallen. Ich musste meinen Kindern versprechen, eines der neuen Hobbys auszuführen, wenn mich die Sorgen und Ängste wieder packten. Statt zum Telefon griff ich nun also zu Buntstiften oder einem guten Buch. In einigen Fällen funktionierte es und die Probleme lösten sich von selbst. Mein Mann kam zum Beispiel später, weil er mir vergessen hatte, von einem Treffen mit Kollegen zu erzählen. Auch mein Sohn meldete sich von selbst, um mir Urlaubsfotos zu schicken. Natürlich funktioniert die Methode nicht bei allen Sorgen und Ängsten. Ich empfehle Ablenkung trotzdem allen, die das Gefühl haben, in einer Spirale voller Sorgen gefangen zu sein, und endlich entkommen möchten. Der Kreativität sind keine Grenzen gesetzt. Probieren Sie sich an neuen Dingen aus!

9. Die Türhüter-Übung kann Ihnen ebenfalls zu mehr Gelassenheit verhelfen. Stellen Sie sich vor, Ängste und negative Gedanken seien Gäste,

die an Ihre Tür klopfen und um Einlass bitten. Sie selbst sind der Türhüter und befragen die Gedanken, was sie Ihnen sagen wollen. Finden Sie heraus, welches Bedürfnis oder Gefühl hinter dem Anklopfenden steckt und wozu der Gedanke da ist. Die Technik kann sehr entlastend sein, da Sie den Gedanken Beachtung schenken, ohne sie herein zu lassen.

10. Werden Sie eine quälende Angst partout nicht los, kann es helfen, die Sorgen symbolisch zu entsorgen. Notieren Sie hierfür Ihre Sorgen und negativen Gedanken. Den Zettel werfen Sie danach bewusst weg. Zerreißen oder zerknüllen Sie ihn vorher demonstrativ oder verbrennen Sie ihn. Dadurch werden Sie einige Ängste vielleicht tatsächlich los.

11. In manchen Fällen kann es helfen, das Grübeln zuzulassen. Machen Sie jedoch den Zwei-Minuten-Test: Sie lassen die Gedankenspirale zu, fragen nach zwei Minuten aber kritisch, ob der Gedanke Ihnen etwas gebracht hat. Sollten Sie zu dem Schluss kommen, dass die Sorgen Sie weder einer Lösung näher bringen noch glücklich machen, sollte der Gedanke gestoppt werden. Das Distanzieren und Bewerten helfen Ihnen dabei.

12. Nimmt das Grübeln viele Stunden des Tages oder der Nacht ein, kann es helfen, es zeitlich zu begrenzen oder zu verschieben. Nehmen Sie sich zum Beispiel eine halbe Stunde Zeit dafür. Legt man das Nachdenken auf eine bestimmte Uhrzeit, wird einem bewusst, dass man selbst Macht über das Grübeln hat. Sie können entscheiden, woran Sie denken und wann Sie das tun. So merken Sie zudem, Ihrem eigenen Denken gegenüber kritisch zu werden.

13. Lenken Sie Ihre Gedanken einmal in eine etwas andere Richtung. Viele Kleinigkeiten helfen bereits, um nicht zu tief in der Gedankenspirale zu versinken. Anstatt nur über der Vergangenheit zu brüten, kann

es helfen, mehr in die Zukunft zu denken. Vergangene Dinge können bekanntlich nicht mehr geändert werden. Fragen Sie sich daher eher, wie Sie ein ähnliches Problem in Zukunft lösen würden. Des Weiteren sind Wie-Fragen besser als die Suche nach dem Warum. Jene führen selten zu einer Lösung. Fragen Sie statt, „Warum passiert immer mir so etwas?", also eher, „Wie komme ich nun aus der Lage?". Probieren Sie außerdem einmal, Ihre Gedanken distanziert zu betrachten. Nehmen Sie die Vogelperspektive ein oder analysieren Sie das Problem so, als würden Sie einen Film schauen.

So aussichtslos eine Situation auch scheinen mag, häufig ist es eine Sache der Perspektive. So auch in folgender kleiner Geschichte. Vielleicht erkennen Sie sich sogar ein wenig wieder?

„Ein Fischer – irgendwo am Meer – fährt jeden Tag mit seinem kleinen Fischerboot raus, fängt zwei Fische und kehrt am Mittag wieder zurück zu seiner Familie. Gemeinsam grillen sie die Fische am Strand und verbringen anschließend die Zeit miteinander.

Irgendwann kommt ein Manager, irgendein Unternehmer, vorbei und macht im Dorf des Fischers Ferien. Er beobachtet den Fischer ein paar Tage lang und wundert sich, warum der Fischer immer nur mit zwei Fischen wieder zurückkommt.

Ganz der Unternehmer, der er ist, geht er irgendwann zum Fischer und fragt ihn, warum er eigentlich immer nur zwei Fische fange und ob da draußen denn nicht mehr zu angeln wäre.

Die Antwort des Fischers ist, dass es selbstverständlich mehr Fische gäbe, aber dass ja die zwei Fische, die er täglich fange, genug seien für ihn und seine Familie.

Daraufhin schlägt der Unternehmer folgendes vor: „Du könntest doch trotzdem mehr Fische fangen und die übrigen dann einfach verkaufen?"

Der Fischer fragt zurück, was er dann davon hätte, woraufhin der Unternehmer ihm mitteilt: „Dann kannst du mit dem Verkauf der übrigen Fische noch zusätzlich Geld verdienen."

Der Fischer fragt wieder: „Und was mache ich dann mit dem zusätzlichen Geld?" – „Du kannst irgendwann vielleicht sogar Mitarbeiter anstellen!"

Erneut wundert sich der Fischer und fragt: „Und was mache ich dann mit den Mitarbeitern?"

„Naja, mit mehr Mitarbeitern kannst du dann noch mehr Fische fangen und diese verkaufen und damit noch mehr Geld verdienen", antwortet der Manager.

Aber auch hier erkennt der Fischer den Wert noch nicht und fragt wieder: „Und dann?"

„Dann hast du vielleicht irgendwann eine eigene Fabrik, ein wirklich großes Unternehmen, und kannst sehr viel mehr verkaufen und verdienen!", erwidert der Manager.

„Und was habe ich davon?", fragt der Fischer wieder. „Tja, irgendwann, dann verdienst du vielleicht so viel Geld, dass du gar nicht mehr arbeiten musst! Das wäre doch toll!", ruft der Manager begeistert aus.

„Und wenn ich dann nicht mehr arbeiten muss, kann ich dann machen, was ich will?"

Hocherfreut, dass der Fischer nun scheinbar verstanden hatte, antwortet der Manager: „Ja, absolut! Du musst nicht mehr arbeiten und kannst tun und lassen, was du willst!"

„Kann ich dann auch jeden Tag mit meinem Boot rausfahren? Zwei Fische für mich und meine Familie fangen? Diese zum Mittagessen grillen? Und den Nachmittag dann mit meiner Frau und den Kindern am Strand verbringen und die Zeit genießen?"

„Ja, all das kannst du dann tun!", bestätigt der Manager.

Nachdenklich schaut der Fischer ihn an... und antwortet schließlich: „Aber genau das mache ich doch jetzt schon jeden Tag!"

Meine belastende Angst loswerden, mit kognitiven Tipps? Das versprach mir mein Coach, der mir helfen sollte, meine starken Sorgen zu vergessen oder sie zumindest zeitweise ignorieren zu können. Er brachte mir dafür einige Tricks bei, wie man seine Gedanken umlenken kann. Denn Angst ist nichts als ein Gedanke. Und denken tun nur wir selbst. Es brauchte ein wenig Übung, bis ich die Techniken wirklich ohne Nachdenken umsetzen konnte. Es begann damit, dass ich dem Grübeln und Fürchten eine feste Tageszeit geben sollte.

Es erschien mir zunächst absurd. Ich probierte es aus und nahm mir vor, mir nach dem Abendessen Zeit für Sorgen zu nehmen. Ich hatte ehrlich gesagt keine zu hohen Erwartungen. Klar passierte es auch im Laufe des Tages, dass ich von Ängsten meiner generalisierten Angststörung überrascht wurde. Ich erlebte aber auch, dass ich steuern konnte, wann ich mich in die Sorgen stürzte und tiefergehend damit beschäftigte. Außerdem lernte ich einige Techniken kennen, um penetrante Sorgen symbolisch loszuwerden. Konnte ich eine Angst einfach nicht loswerden, schrieb ich sie auf einen Zettel, den ich langsam verbrannte. Auch dies gab mir ein Gefühl von Kontrolle. Die Sorgen waren zwar nicht immer direkt weg, ich konnte jedoch besser mit ihnen umgehen.

Genau so erging es mir, wenn ich versuchte, meine Gedanken als Außenstehender zu betrachten. Durch die Distanz (ich stellte es mir vor wie in einem Film) konnte ich besser prüfen, ob eine Angst berechtigt war oder eine Übertreibung. Manchmal hilft mir dabei die Türhüter-Methode: Ich lasse jeden Gedanken einzeln an die Tür klopfen und frage ihn, was er eigentlich will. Klingt etwas seltsam, hat mir aber geholfen. Es gibt unzählige solcher Tipps und Tricks, die jedem individuell helfen können, der Sorgenspirale zu entkommen. Ich kann nur empfehlen, möglichst viele auszuprobieren."

14. Kunst kann für Kreative der Schlüssel zu weniger Angst im Alltag sein. Die Kunsttherapie ist eine offizielle Form der Psychotherapie. Sie

können sie jedoch auch gut alleine zu Hause durchführen. Viele Studien belegen, dass das Malen von Bildern eine beruhigende und heilende Wirkung haben kann. Dabei geht es nicht darum, möglichst schöne und professionelle Gemälde zu schaffen. Mit dem Malen wird vielmehr versucht, einen anderen Zugang zu den Gedanken und Gefühlen zu bekommen. Einige psychiatrische Kliniken setzen diese Therapieform ein. Dabei beschränkt sich das künstlerische Schaffen nicht auf Bilder.

Auch Skulpturen, Tonfiguren oder Schnitzereien können geschaffen werden. Auch durch Musik oder Schauspiel können Betroffene sich ausdrücken und ihre Angst in den Griff bekommen. Zentral ist dabei, dass der Patient selbst kreativ werden kann. In der Kunsttherapie wird versucht, die inneren Probleme darzustellen. Probieren Sie sich einmal darin, Ihre Ängste künstlerisch darzustellen. Dabei sind Ihnen keine Grenzen gesetzt. Scheuen Sie sich nicht, denn sollte das Ergebnis Ihnen nicht gefallen, können Sie es entsorgen. Es geht um den Prozess des Schaffens. Am effektivsten ist natürlich eine angeleitete Kunsttherapie. Durch das Ausdrücken Ihrer Sorgen erleben Sie zudem das Gefühl, mit den eigenen Händen etwas zu schaffen.

„Da ich schon immer künstlerisch veranlagt bin, freute es mich umso mehr, dass ich meine spezifische Phobie mit Bildern ausdrücken sollte. Wegen meiner panischen Angst vor Spritzen und Blut ging ich viele Jahre lang sehr selten zu Ärzten. Als mein Hausarzt dies erfuhr, ging er dem Grund nach. Er überwies mich an einen Psychologen. Hier wurde mir erklärt, dass ich an einer Angststörung litt, die in einer Therapie behandelt werden kann. Mein Therapeut ist spezialisiert auf Kunsttherapie und nachdem wir meine genauen Ängste erarbeitet hatten, bot er mir an, das Objekt meiner Angst kreativ darzustellen. Ich war begeistert und durfte beim nächsten Termin in sein Atelier. Hier war ein Paradies für alle Kreativen. Ich konnte mich zwischen Ton, Holz, Gips, Buntstiften, Stoffen und vielem mehr entscheiden. Für die Darstellung meiner Angst wählte ich

eine klassische Leinwand und Acrylfarben. Ich hatte ein wenig Respekt davor, einfach los zu malen. Obwohl ich mir vorher überlegt hatte, wie ich die Angst darstellen möchte, musste ich zu Beginn eine kleine Hürde überwinden.

Als ich jedoch mit dem Pinsel in gleichmäßigen Zügen über die Leinwand strich, wurde ich immer entspannter. Ich fühlte mich in meine Jugend zurückversetzt, in der ich gerne malte. Ich konnte mir viel Zeit beim Malen lassen und so lange etwas verändern, bis ich zufrieden mit meinem Werk war. In der nächsten Therapiesitzung besprachen mein Therapeut und ich das Werk. Ich fühlte mich in gewisser Weise befreit von meiner Angst. Durch die Kombination mit der kognitiven Therapie kann ich heute wieder zum Arzt gehen, ohne vorher große Angst zu erleiden. Das Malen habe ich beibehalten. Ab und zu nehme ich mir am Wochenende die Zeit, den Pinsel zu schwingen. Das Malen beruhigt mich. Ich kann mir nicht vorstellen, dass ich ohne die Kunsttherapie so schnell mit meiner Phobie zurechtgekommen wäre."

Egal, für welchen unserer Tipps Sie sich entscheiden, bedenken Sie: Damit eine neue Verhaltensweise zur Gewohnheit wird, uns also keine Anstrengung mehr kostet, braucht es 30 Tage Umsetzung. Haben Sie Geduld mit sich und lassen Sie Rückschläge zu. Und bald werden Sie merken: Es gibt ein Entkommen aus der ewigen Spirale. Haben sich neue positive Verhaltensweisen jedoch einmal automatisiert, bleiben sie uns lange erhalten. Gleichzeitig stärkt diese kognitive Umstrukturierung das Selbstbewusstsein.

Sollten die zahlreichen Tipps und Techniken Ihnen einmal nicht helfen können, das Grübeln zu stoppen, legen Sie sich einen Notfallplan zurecht. Tun Sie sich bewusst etwas Gutes. Was das ist, kann für jeden verschieden sein. Einige Anregungen finden Sie bei den Entspannungstechniken. Vielleicht ein wohltuendes Bad oder ein genussvolles Stück Schokolade. Um die Sorgenspirale zu stoppen, atmen Sie bewusst ein und sagen Sie laut oder innerlich „Stopp". Stellen Sie sich gleichzeitig ein großes Stoppschild vor. Danach denken Sie an etwas Schönes, zum Beispiel an ein positives Erlebnis des Tages.

Nimmt die Angst einfach kein Ende und belastet Sie stark, kann Psychotherapie helfen, vor allem, wenn Sie durch das chronische Nachdenken niedergeschlagen und verstimmt sind. Auch körperliche Symptome, wie Rücken- oder Kopfschmerzen, können durch die Angst entstehen. Scheuen Sie sich nicht davor, sich professionelle Hilfe zu suchen. Eine tiefgreifende psychische Belastung kann Sie im Teufelskreis gefangen halten.

KLASSISCHE THERAPIEANSÄTZE

Wenn Angst zunehmend das Leben bestimmt, sollte man schnellstens versuchen, der Angst den Boden zu nehmen. Am besten und realitätsnah gelingt dies durch eine Verhaltenstherapie oder Psychoanalyse. Ein Beispiel kann die Veränderungen, die eine solche Therapie mit sich bringt, gut verdeutlichen:

Tim S. fürchtet nichts mehr, als mit der U-Bahn zu fahren. Für ihn scheint es sehr wahrscheinlich, dass es in der U-Bahn zu einem Unfall oder gar einem Anschlag kommen kann. In seiner Vorstellung sieht er oft, wie die U-Bahn im Tunnel stehen bleibt und er dort dann über mehrere Stunden gefangen ist. Er stellt sich auch häufig vor, dass ein Feuer in der U-Bahn ausbricht und er nicht durch den Tunnel fliehen kann.

Durch die Therapie jedoch schafft er es, seine Gedanken zur U-Bahn zu ändern. Gedanken der Angst werden nun durch Gedanken wie, „Es ist nicht schlimm, wenn die U-Bahn mal im Tunnel stehen bleibt, das bedeutet nicht gleich Gefahr und meistens fährt sie schon nach kurzer Zeit wieder weiter. Auch zu einem Feuer oder einem Anschlag ist es bisher noch nie gekommen, obwohl ich schon seit sehr vielen Jahren die U-Bahn benutze“, ersetzt.

Kognitive Verhaltenstherapie

Besonders wirksam zur Bewältigung von Angststörungen erweist sich die kognitive Verhaltenstherapie. Dieser Therapieansatz verhilft dazu, dass sich die Betroffenen Schritt für Schritt den angstauslösenden Situationen oder Reizen stellen. Dadurch können sie die Erfahrung machen, dass die Angst mit der Zeit weniger wird und die befürchteten schlimmen Ereignisse nicht eintreten.

Zunächst wird im Rahmen dieser Therapie gemeinsam mit dem oder der Betroffenen herausgearbeitet, wodurch die Ängste überhaupt entstanden sind und welche Faktoren die Ängste auslösen und aufrechterhalten. Dadurch kommen viele Patienten zu der Erkenntnis, dass die Ängste mit einem belastenden Ereignis oder mit dauerhaftem Stress einhergehen. Diese Erkenntnis bedeutet für viele schon eine gewisse Erleichterung und Entlastung und ist außerdem die Grundlage für die nächsten Schritte der Therapie.

Auch zu wissen, dass durch Angst verschiedene körperliche Symptome hervorgerufen werden können, die nicht durch eine schwerwiegende körperliche Erkrankung zustande kommen, bedeutet für viele Betroffene bereits Erleichterung.

Die anschließende Konfrontation mit den angstauslösenden Reizen kann entweder direkt „in vivo" oder zunächst „in sensu" und anschließend „in vivo" stattfinden. Dabei bezeichnet der lateinische Begriff „in sensu" in der Psychologie jene Abläufe, die in der Vorstellung stattfinden. Der lateinische Begriff „in vivo" hingegen bedeutet „im Lebenden", also die Abläufe, die unter natürlichen Umständen stattfinden.

Bevor die Konfrontation mit den angstauslösenden Reizen beginnt, wird zuerst eine Liste angefertigt, auf der die unterschiedlichen angstauslösenden Situationen erfasst werden. Diese werden nach Stärke aufsteigend angeordnet, also die Situation, die am wenigsten mit Angst besetzt ist, steht am Anfang und die mit der meisten Angst am Schluss.

Wird die Konfrontation „in sensu“ durchgeführt, so soll sich hier der Patient oder die Patientin die jeweilige Situation möglichst realitätsnah vorstellen. Dies soll so lange gemacht werden, bis die Angst schließlich komplett oder fast ganz weg ist.

Bei der Konfrontationstherapie geht es also darum, sich der Angst direkt zu stellen. Daher müssen sich die Betroffenen bei der Konfrontation „in vivo“ den jeweiligen angstbezogenen Situationen im wahren Leben stellen und dort so lange verweilen, bis die Angst gänzlich oder so gut wie verschwunden ist. Meistens werden die ersten Situationen dabei gemeinsam mit dem Therapeuten durchlaufen, anschließend üben die Betroffenen allein weiter.

Es ist für viele Patienten zu Beginn eine große Überwindung, sich gezielt den Situationen zu stellen, die mit der meisten Angst besetzt sind. Doch nach einigen Erfolgen sind die meisten Betroffenen motiviert und üben weiter.

Ein wichtiger Punkt für das Gelingen einer Konfrontationstherapie ist es, keine Beruhigungsmittel dabei einzunehmen. Auch auf Sicherheitsverhalten, wie zum Beispiel das Mitnehmen eines „Notfallmedikamentes“ oder eines Handys, muss verzichtet werden. Dies würde den positiven Effekt der Erfahrung, der durch die Übung gemacht werden soll, mindern, denn die Betroffenen sollen erkennen, dass sie es aus eigener Kraft schaffen, Angst aushalten und bewältigen zu können.

Alternativ zu der schrittweisen Form der Konfrontationstherapie gibt es noch die Methode der sogenannten Reizüberflutung, auch „Flooding“ genannt. Im Rahmen dieser Therapie wird der Patient oder die Patientin direkt der Situation ausgesetzt, welche die meiste Angst auslöst. Während dieser Konfrontation müssen die Betroffenen die Situation so lange aushalten, bis die Angst deutlich nachlässt. Allerdings wird diese Methode aus ethischen Gründen heutzutage eher selten angewendet.

Unterstützend zu der Konfrontationstherapie erfolgt als Ergänzung eine kognitive Verhaltenstherapie. Durch diese soll der Patient erkennen, welche Fehler er gedanklich bei der Einschätzung einer mit Angst behafteten Situation macht. Zum Beispiel überschätzen Betroffene die jeweilige Situation oder ihre Vorstellungen sind übertriebene Katastrophen.

Durch die Therapie soll es den Patienten in ihrem Verlauf ermöglicht werden, die fehlerhaften Einschätzungen durch eine realistischere Sichtweise zu ersetzen.

Einige Besonderheiten gibt es bei der Therapie der Blutphobie zu beachten, auch wenn die Angst vor Spritzen und Blut nach dem ähnlichen Prinzip wie andere Angststörungen behandelt wird. Die Betroffenen werden zunächst dem Reiz ausgesetzt, der die wenigste Angst hervorruft, und dann Schritt für Schritt den stärker angstauslösenden Reizen. Dies geschieht immer so lange, bis die Angst deutlich weniger wird. Da bei dieser Phobie jedoch immer die Gefahr besteht, dass die Patienten in Ohnmacht fallen, erlernen sie vor der Konfrontation die sogenannte „Applied Tension Methode". Mit dieser Methode soll verhindert werden, dass die Patienten ohnmächtig werden. Dabei wird zunächst geübt, die Oberschenkelmuskulatur für circa fünfzehn bis zwanzig Sekunden fest anzuspannen. Dadurch wird das Absacken des Blutes im Körper verhindert. Danach werden die Patienten nach und nach mit den angstauslösenden Reizen konfrontiert, wobei Sie jedes Mal die Oberschenkelmuskulatur anspannen sollen, sobald erste Anzeichen einer aufkommenden Ohnmacht, wie beispielsweise Schweißperlen auf der Stirn oder Ohrensausen, auftreten. Die Patienten sollen die Anspannung in den Beinen so lange aufrechterhalten, bis die Anzeichen einer Ohnmacht wieder verschwunden sind. Auf diese Weise lernen die Betroffenen schnell, dass der Kontakt mit Spritzen oder Blut nicht zwangsläufig zu einer Ohnmacht führt. Daher lässt sich die Blutphobie mit dieser Methode häufig in relativ kurzer Zeit erfolgreich behandeln.

Tiefenpsychologische Methoden und Psychoanalyse

Im Rahmen dieser Therapieverfahren geht es darum, zusammen mit dem oder der Betroffenen herauszufinden, ob eventuell ein unbewusster Konflikt zugrunde liegt, der die jeweilige Angst auslöst. Ist dieser Konflikt aufgedeckt, wird er im weiteren Verlauf bearbeitet. Dabei werden die Gefühle, die den Konflikt verursacht haben, noch einmal ins Bewusstsein gerufen, sodass der Patient den Konflikt praktisch noch einmal durchlebt. Außerdem lernen die Betroffenen auch, wie sie mit den auftretenden Ängsten besser umgehen und sie besser bewältigen können. Durch die Therapie soll die mit dem Konflikt verbundene Angst entkoppelt und überflüssig werden sowie am Ende verschwinden.

Medikamente zur Behandlung von Angststörungen

Zu guter Letzt gibt es natürlich auch Medikamente, die zur Behandlung von Angststörungen eingesetzt werden. Diese sollen die Angst lösen und die Betroffenen beruhigen. Allerdings ist dabei zu beachten, dass die Ängste nach Absetzen der Medikamente häufig relativ schnell zurückkommen. Daher ist es ratsam, parallel dazu auf jeden Fall eine Psychotherapie zu durchlaufen, denn nur so lernen Betroffene, wie sie mit der Angst richtig umgehen können. Medikamente werden daher oftmals als Ergänzung zu einer Psychotherapie verschrieben.

Fragen Sie Ihren Arzt bei Verschreibung von Medikamenten gegen Ihre Angst auch, ob diese zu einer Abhängigkeit führen können.

Häufig kommt es bei einer Angststörung zur Verschreibung von Antidepressiva, denn sie haben sowohl eine angstlösende als auch eine beruhigende Wirkung. Dabei haben sich solche Antidepressiva aus der Gruppe der selektiven Serotonin-Wiederaufnahmehemmer (SSRI) und aus der Gruppe der selektiven Serotonin-Noradrenalin-Wiederaufnahmehemmer (SNRI) am meisten bewährt. Beide erhöhen im synaptischen Spalt zwischen den Nervenzellen die Konzentration der Botenstoffe Serotonin und Noradrenalin. Dadurch soll ein Ungleichgewicht zwischen diesen beiden Botenstoffen ausgeglichen werden. Charakteristisch für Antidepressiva ist, dass sie ihre volle Wirksamkeit erst nach zwei bis drei Wochen entfalten. Die Medikamente müssen also mindestens über diesen Zeitraum hinweg eingenommen werden, um beurteilen zu können, ob deren Wirkung hilfreich ist oder nicht.

Alles, was Wirkungen hat, hat auch Nebenwirkungen. Die Nebenwirkungen von Antidepressiva sind meist in den ersten Wochen der Einnahme am stärksten und gehen danach langsam zurück. Häufig kann es zu Beschwerden im Magen-Darm-Trakt kommen, wie zum Beispiel Übelkeit, Durchfall, Erbrechen oder Appetitlosigkeit. Außerdem können Schlafstörungen und sexuelle Funktionsstörungen hinzukommen. Bei den Antidepressiva aus der Gruppe der SNRI können, gerade zu Einnahmebeginn, Nebenwirkungen, wie Kopfschmerzen, ein schnellerer Herzschlag und Unruhe, auftreten. Außerdem kann es zu Mundtrockenheit, verändertem Herzschlag, Verstopfungen, Müdigkeit, Schwindel und Gewichtszunahmen kommen.

In manchen Fällen werden bei starken Angststörungen auch Betablocker verordnet. Allerdings haben diese keine direkte Wirkung auf die Angst, sondern verringern die Wirkung der beiden Stresshormone Adrenalin und Noradrenalin auf den Körper und vor allem auf das Herz. Dies bedeutet, dass Blutdruck und Herzschlag auch bei Angst nur wenig ansteigen. Dadurch ist es möglich, den Teufelskreis zwischen den körperlichen Symptomen und der Angst zu durchbrechen.

Betablocker haben den Vorteil, dass sie nicht abhängig machen, dafür kann es jedoch zu Müdigkeit, Benommenheit, starken Träumen und zu einer niedergeschlagenen Stimmung kommen.

Fakten und Statistiken

Sie haben bereits erlesen, dass der erste Schritt in ein angstfreies Leben das Wissen über die Angst ist. Sie werden weniger „getroffen“, wenn Sie wissen, was auf Sie zukommen kann und was überhaupt mit Ihnen los ist. An dieser Stelle erhalten Sie einen kurzen Einblick in die Statistiken rund um die Frage „Ängste“, damit Sie auch übergeordnet besser informiert sind. Denn eines steht fest: Sie sind nicht allein mit Ihrer Angst. Es gibt Unmengen Betroffener – auf die eine oder andere Weise. Darum hier einige Fakten für Sie zusammengefasst:

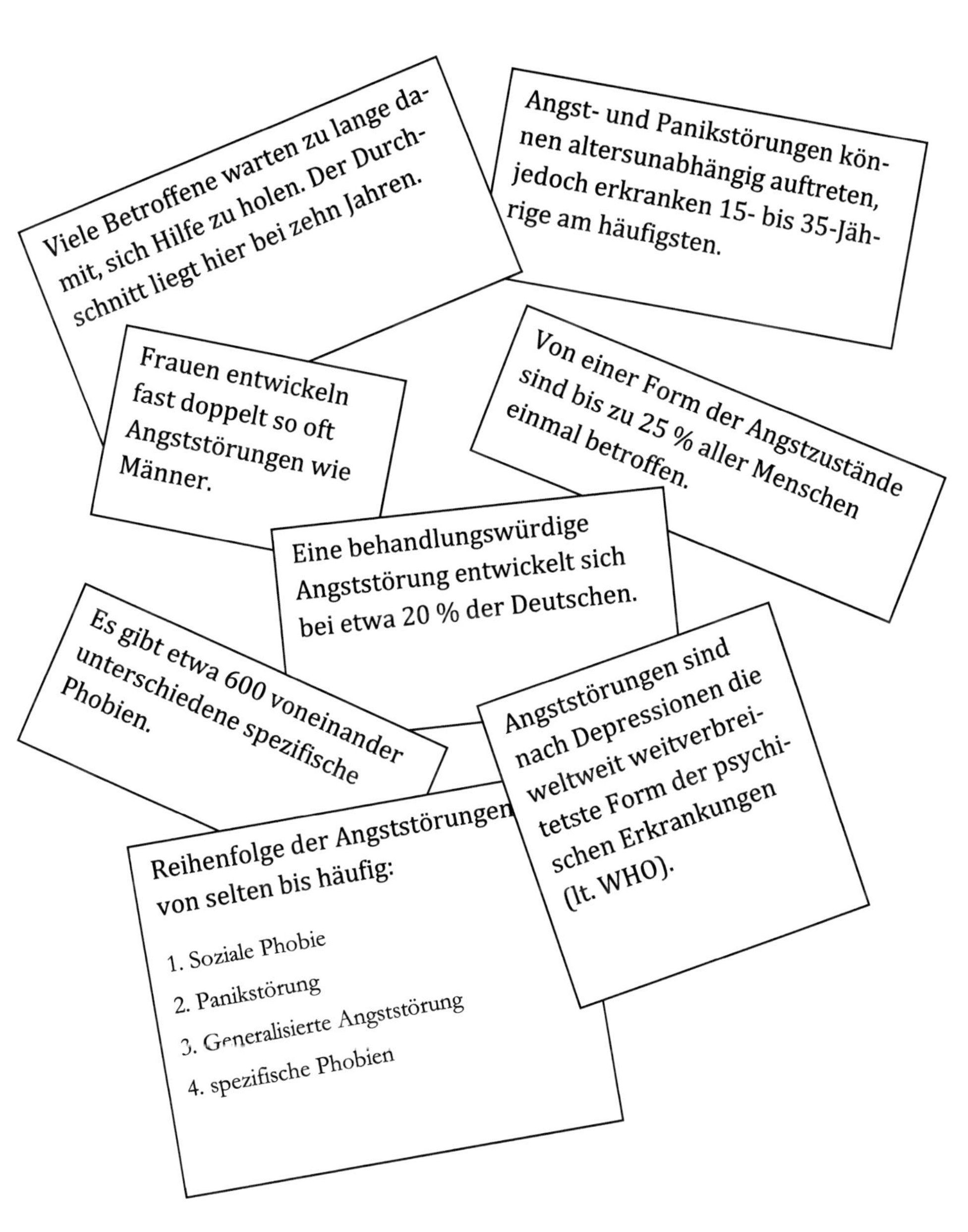
Viele Betroffene warten zu lange damit, sich Hilfe zu holen. Der Durchschnitt liegt hier bei zehn Jahren.
Angst- und Panikstörungen können altersunabhängig auftreten, jedoch erkranken 15- bis 35-Jährige am häufigsten.
Frauen entwickeln fast doppelt so oft Angststörungen wie Männer.
Von einer Form der Angstzustände sind bis zu 25 % aller Menschen einmal betroffen.
Eine behandlungswürdige Angststörung entwickelt sich bei etwa 20 % der Deutschen.
Es gibt etwa 600 voneinander unterschiedene spezifische Phobien.
Angststörungen sind nach Depressionen die weltweit weitverbreitetste Form der psychischen Erkrankungen (lt. WHO).
Reihenfolge der Angststörungen von selten bis häufig:
1. Soziale Phobie
2. Panikstörung
3. Generalisierte Angststörung
4. spezifische Phobien

Und hier der für Sie wichtigste Fakt:

> Wenn Sie eine Angststörung haben, die Sie schon seit mindestens einem halben Jahr beeinträchtigt, ist diese unbedingt behandlungswürdig, denn mit einer Behandlung ist der Verlauf vielversprechend, aber ohne wird die Störung sehr wahrscheinlich bestehen bleiben und/oder sich verschlimmern. Dass eine Angststörung von allein verschwindet, ist nahezu nie der Fall. Es liegt also in Ihrer Hand!

Angst, ein seltenes Phänomen?

Lange Zeit dachte ich, eine große Ausnahme mit meinen belastenden Ängsten zu sein. Bis ich über meinen Schatten sprang und mit anderen darüber redete. Schnell fand ich Menschen, denen es ähnlich ging wie mir. Es gibt sogar Studien, die belegen, dass besonders erfolgreiche Personen häufig unter Angststörungen leiden. Damit Sie sich nicht allein mit Ihrer Angst fühlen, lesen Sie hier von einigen Berühmtheiten, die unter Angststörungen litten. Manche von ihnen verdanken ihrer Angst sogar einen Teil ihres Ruhmes. Lesen Sie selbst!

Julius Cäsar:
Sogar einer der berühmtesten Feldherren des Römischen Reiches litt unter Angst. Zwar war der erfolgreiche Feldherr Cäsar mächtig, konnte aber von einem harmlosen Tier erschreckt werden. Er litt unter einer ausgeprägten Katzenphobie. Diese soll auch andere berühmte Feldherren der Geschichte belastet haben. Sogar Napoleon und Karl der Große hatten eine starke Angst vor Katzen.

Charles Darwin:
Der weltberühmte englische Forscher und Begründer der Evolutionstheorie litt unter einer Panikstörung und Agoraphobie. Obwohl er jahrzehntelang die Welt auf seinen Forschungsreisen erkundete, bekam er plötzlich Panikattacken. Er mied Reisen, Menschenmengen und Feste. Er erlitt solche Todesangst, dass er zurückgezogen in seiner Heimat lebte, ohne weiter zu reisen.

Sigmund Freud:

Auch er litt unter einer Panikstörung mit Agoraphobie. Er ist in der Psychologie als Begründer der Psychoanalyse bekannt und forschte selbst zur Panikstörung, unter der er litt. In mehreren Schriften erwähnte er, dass ihn seine Angst belastete und quälte.

Woody Allen:

Nach eigenen Angaben leidet der weltbekannte Filmemacher unter vielen verschiedenen Ängsten. Vor allem die Agoraphobie und Klaustrophobie belasten ihn. Er konnte lange Zeit nur bei angeschaltetem Licht schlafen. Seine neurotischen Gedanken sind derart ausgeprägt, dass ein Gen nach ihm benannt wurde. Das Woody-Allen-Gen wurde 2002 entdeckt und soll ängstliches Verhalten begünstigen.

Whoopi Goldberg:

Die populäre Schauspielerin Whoopi Goldberg hatte ihr Leben lang starke Angst davor, zu fliegen. Ihre Flugangst war derart ausgeprägt, dass sie auch die weitesten Entfernungen zu Drehorten mit dem Auto oder der Bahn zurücklegte. Für die Serie „Glee" schaffte sie es schließlich, ihre Flugangst zu besiegen. Sie lernte dies in einem Workshop.

Johann Wolfgang von Goethe:

Der Literat und Dichter ist auch für Schriften bekannt, in denen er von der Höhenangst schreibt. Er versuchte, sie loszuwerden, indem er hohe Türme bestieg. Er wiederholte diese Selbsttherapie lange, bis er die Angst loswurde.

Robert Falcon Scott:

Der angesehene Polarforscher litt unter sozialer Phobie. Zwar leitete er Expeditionen zum Südpol und setzte sich dort großen Gefahren aus. Er hatte aber solche Angst vor Menschengruppen, dass er regelmäßig zu Beruhigungsmitteln griff.

Dustin Hoffman:

Der amerikanische Schauspieler wurde von einer ausgeprägten Panikstörung geplagt. Er fürchtete mehrmals, seine Karriere wegen der Angst beenden zu müssen. Er musste Schauspielpausen einlegen, unterbrach seine Karriere sogar für drei Jahre.

Winona Ryder:

Bereits als Jugendliche litt die Schauspielerin Winona Ryder unter psychischen Störungen. Sie ließ ihre Panikstörung und Depression psychologisch behandeln. Auch Flugangst plagt den berühmten Filmstar. Flüge kann sie nur mit vielen Beruhigungsmitteln antreten.

Nicole Kidman:

Auch Schauspielerin Nicole Kidman leidet unter einer Angststörung. Sie hat große Angst vor Schmetterlingen. Trotz mehrerer Versuche konnte sie ihre Schmetterlingsphobie nicht überwinden.

Rihanna:

Auch Rihanna hat panische Angst vor einem Tier. Die Sängerin fürchtet sich vor Fischen. Angeblich hat ein traumatisches Erlebnis in ihrer Kindheit die Fischphobie bei ihr ausgelöst. Damals haben viele kleine Fische sie beim Baden verfolgt und angeknabbert.

Abraham Lincoln:

Sowohl Platzangst als auch die Angst, verrückt oder krank zu werden, sollen den früheren Präsidenten der USA belastet haben. Laut psychologischer Forschungsergebnisse leiden viele Politiker unter Ängsten. Besonders Machtverlust besorgt viele Staatsoberhaupte.

Edvard Munch:
Der weltberühmte norwegische Maler litt unter Depression und Ängsten. Hinzu kamen Alkoholabhängigkeit und Psychosen. Er drückte seine Ängste künstlerisch aus. Sein Gemälde „Der Schrei“ zeigt seine Angst.

Sir Laurence Olivier:
Eine soziale Phobie verfolgte den britischen Schauspieler Olivier viele Jahre seines Lebens. Er wurde sogar auf der Theaterbühne von seiner Angst heimgesucht. Er musste dem Publikum den Rücken zuwenden, da er sonst große Angst hatte, wegen der starren Blicke den Text zu vergessen.

Natalie Portman:
Die Schauspielerin Natalie Portman leidet unter einer Bakterienphobie. Sie hat immer Desinfektionsmittel bei sich, aus Angst vor einer ansteckenden Krankheit. Auslöser war nach eigenen Angaben ihre Schwangerschaft. Sie soll es zudem vermeiden, Hände zu schütteln oder Menschen nahe zu sein.

Jennifer Lawrence:
Seit ihrer Jugend leidet Jennifer Lawrence unter einer Angststörung. Mithilfe eines Therapeuten schaffte sie es, nach einem langen Kampf die Angst zu bewältigen. Der Druck ihrer Berühmtheit wurde so stark, dass sie Medikamente gegen ihre Angst nehmen musste.

Emma Stone:
Ebenfalls eine berühmte und erfolgreiche Schauspielerin, die unter Ängsten leidet, ist Emma Stone. Seit Kindertagen wird sie von Panikattacken geplagt. Durch die Ablenkung beim Schauspielen schafft sie es, nicht zu oft an ihre panische Angst zu denken.

David Backham:

Der weltberühmte Fußballer David Backham leidet unter der Angststörung, er müsse alles stets penibel sauber halten. Er hat lange gebraucht, um zu akzeptieren, dass er eine Behandlung braucht.

Adele:

Die Sängerin Adele litt lange Zeit unter Panikattacken vor ihren Auftritten. Sie hatte große Angst vor dem Publikum. Vor Aufführungen musste sie sich übergeben. Sie schaffte es aber, ihre Störung zu begreifen und die Angst zu überwinden.

Oprah Winfrey:

Auch Oprah Winfrey wurde lange Zeit von starken Panikattacken heimgesucht. Die Panik war so stark, dass sie das Gefühl hatte, taube Körperstellen zu haben. Sie musste viele alltägliche Dinge verlangsamen, um ihrem Gehirn mehr Pausen zu gönnen. So hat sie die Panik im Griff.

Donny Osmond:

Panikattacken und Versagensängste plagten auch Donny Osmond. Er schaffte es nicht, dem Teufelskreis aus Sorgen, Grübeln und Angst zu entkommen. Deshalb suchte er sich professionelle Hilfe und kommt nun gut mit seiner Angststörung zurecht.

Die Liste der Berühmtheiten mit Angststörungen ist lang und könnte noch ewig fortgesetzt werden. Eines haben die meisten Promis mit starker Angst gemeinsam: Sie raten allen, denen es ähnlich geht, mit einem Fachmann über die plagende Angst zu sprechen. Vielleicht inspiriert Sie die eine oder andere Berühmtheit dazu, ihrer Angst entgegenzutreten.

Angstfrei? Los geht´s

JETZT LIEGT ES AN IHNEN

Nun haben Sie alles Werkzeug an die Hand bekommen, was Sie für die Bewältigung Ihrer Angst benötigen. Also liegt es nun an Ihnen: Wagen Sie den ersten Schritt und entkommen Sie dem Teufelskreis der Angst! Ich habe Ihnen meine persönlichen Tipps und Erfahrungen nähergebracht. Sollten Sie das Gefühl haben, mit Ihrer Panik oder Ihren Sorgen nicht zurecht zu kommen oder gar die Kontrolle zu verlieren, suchen Sie sich professionelle Hilfe. Je eher, desto besser. Wenn Sie möglichst früh mit der Angsttherapie beginnen, steigt die Chance, dass Sie langfristig ein Leben ohne Panikattacken führen können.

KURZ UND KNAPP: RAUS AUS DER ANGST

Hier noch einmal meine besten Tipps im Überblick:

1. **Überblick verschaffen**: Was bereitet Ihnen Angst, wie genau äußert sie sich? Beobachten Sie Ihre Gedanken und Körperreaktionen während einer Panikattacke so genau wie möglich.

2. **Verstehen Sie die Angst**: Dieses Buch kann Ihnen bei diesem Schritt behilflich sein. Ergründen Sie, ob es eine erkennbare Ursache für Ihre Angst gibt. Lässt sie sich womöglich sogar beseitigen?

3. **Entspannen, so oft es geht**: Versuchen Sie, mehr Entspannung in Ihren Alltag einzubauen, ob beim Sport oder einem Treffen mit Freunden. Ablenkung und Freizeit ist wichtig für ein

ausgeglichenes Selbst. Für bewusste Entspannungspausen im Alltag eignen sich zum Beispiel Chi Gong oder Meditation (einen Überblick finden Sie bei den Entspannungstechniken).

4. **Angsthierarchie**: Ordnen Sie alle Situationen und Objekte, die Sie fürchten. Beginnen Sie mit dem schwächsten Reiz. Am Ende der Rangliste steht das Ereignis, das für Sie am schlimmsten wäre. Halten Sie die Liste am besten schriftlich fest.

5. **Konfrontation**: So schwer es anfangs fällt, die Angst verschwindet nur, wenn Sie sich ihr stellen. Am schnellsten funktioniert die Gewöhnung an die Angst, wenn Sie sich direkt einem sehr gefürchteten Reiz stellen. Etwas milder ist es, mit einem Objekt der Angsthierarchie zu beginnen, das nicht so schlimm bewertet wird. Wer noch einen Schritt sanfter starten möchte, stellt sich zunächst die gefürchteten Reize möglichst bildlich vor. Jedoch sollten Sie beachten, dass das Prozedere umso häufiger wiederholt werden muss, je sanfter die Therapie ausgeprägt ist.

6. **Gleichgesinnte**: Mit Gleichgesinnten klappt die Angstbewältigung gleich viel besser! Sprechen Sie mit Bekannten über Ihre Angst oder suchen Sie eine Selbsthilfegruppe auf. Die belastenden Sorgen sind in unserer Gesellschaft viel verbreiteter, als viele meinen.

Jeder Mensch ist verschieden und auch jede Angst zeigt sich auf eine andere Weise. Dies waren meine persönlichen Tipps für Sie.

Womöglich helfen Ihnen die gleichen Dinge wie mir, vielleicht brauchen Sie andere Methoden. Probieren Sie es aus! Ich hoffe, dass Ihnen der Kampf gegen die Angst gelingt und Sie schon bald in einen neuen Alltag voller Lebensfreude und Gelassenheit starten können. Dabei wünsche ich Ihnen viel Erfolg!

Machen Sie jetzt den Selbst-test – Angstfragebogen

Prof. Dr. phil. Hans-Ulrich Wittchen ist Professor für Psychiatrie am Max-Planck-Institut in München und hat den folgenden fünfseitigen Angstfragebogen entworfen. Dabei geht es bei den Fragen um eine mögliche Panikstörung, eine generalisierte Angststörung, um Platzangst oder auch Agoraphobie, um soziale Phobien und um spezifische Phobien.

Dieser Fragebogen ermöglicht Ihnen eine erste Selbstdiagnose zum Thema Angststörung. Dabei ist es wichtig, sich darüber im Klaren zu sein, dass dieser Test nur eine vage Auskunft gibt und keinesfalls eine gesicherte Diagnose durch einen Facharzt ersetzt. Ein ausführliches Gespräch mit einem Psychologen oder einem Psychotherapeuten ist daher unerlässlich. Nur so können entsprechende Behandlungsmöglichkeiten erörtert und individuell angewendet werden.

Ergibt sich aus dem Test kein Hinweis auf eine zugrunde liegende Angststörung, obwohl Sie mit Ängsten zu kämpfen haben, dann wenden Sie sich bitte an Ihren Hausarzt. Dieser kann Sie gegebenenfalls an einen passenden Facharzt überweisen. Bei diesem Fragebogen können nicht alle Angststörungen berücksichtigt werden und es werden nur die häufigsten davon miteinbezogen. Daher kann es sich auch um eine seltene Angststörung handeln, die von diesem Fragebogen nicht erfasst wird. Bitte beantworten Sie Fragen einfach mit „Ja“ oder „Nein“. Bei manchen Fragen werden Sie bei einem „Nein“ dazu aufgefordert, einige der Frage zu überspringen und auf die nächste Seite zu wechseln.

Die jeweiligen Antworten finden Sie am Ende jeder Seite. Manche Fragen sind für die Auswertung nicht wirklich ausschlaggebend, können aber in einem Gespräch mit einem Experten helfen, Ihre Ängste und Beschwerden besser einordnen und bewerten zu können.

FRAGEBOGEN ANGSTSTÖRUNG TEIL 1: FRAGEN PANIKSTÖRUNG

1	Wurden Sie schon einmal ganz unverhofft und plötzlich von starker Angst oder Beklommenheit erfasst, und das in Situationen, die für andere Menschen keine Angst auslösen? Man könnte es auch als Angstanfall bezeichnen.	JA	NEIN
2	Oft kommt es zu solchen Angstanfällen, wenn wirkliche Gefahr droht, oder auch, wenn man im Zentrum der Aufmerksamkeit steht. Kommt es bei Ihnen auch unabhängig von solchen Situationen zu solchen Angstanfällen?	JA	NEIN
	Haben Sie die Frage 1 oder 2 mit NEIN beantwortet, dann gehen Sie weiter zu Frage 9.		
3	Denken Sie nun an Ihren heftigsten Angstanfall, welche Symptome hatten Sie während des Anfalls?		
	Atemnot, Schwierigkeiten beim Atmen	JA	NEIN
	Starkes Herzklopfen	JA	NEIN
	Engegefühl, Schmerzen in Brust oder Magen	JA	NEIN
	Taubheitsgefühle, Kribbeln	JA	NEIN
	Gefühl, zu ersticken	JA	NEIN
	Gefühl, gleich ohnmächtig zu werden	JA	NEIN
	Schweißausbruch	JA	NEIN

	Zittern	JA	NEIN
	Hitzewallungen, Kältegefühl	JA	NEIN
	Kamen Ihnen Dinge um Sie herum unwirklich vor?	JA	NEIN
	Angst, sterben zu müssen	JA	NEIN
	Angst, verrückt zu werden	JA	NEIN
	Brechreiz	JA	NEIN
	Gefühl der Beklemmung	JA	NEIN
	Trockener Mund	JA	NEIN
4.	Kamen diese Symptome sehr plötzlich und verschlimmerten sie sich innerhalb weniger Minuten?	JA	NEIN
5.	Hatten Sie schon einmal innerhalb von vier Wochen vier Angstanfälle?	JA	NEIN
6.	Hatten Sie nach einem Angstanfall über viele Wochen hinweg Angst, einen erneuten Anfall zu bekommen?	JA	NEIN
7.	Wann hatten Sie den ersten Angstanfall?		
8.	Wann hatten Sie den letzten?		

Haben Sie die Fragen Nummer 1, Nummer 2, Nummer 4 oder 5 und Nummer 6 mit JA beantwortet sowie bei Frage 3 mindestens ein Symptom, leiden Sie möglicherweise unter einer Panikstörung.

FRAGEBOGEN ANGSTSTÖRUNG TEIL 2: FRAGEN GENERALISIERTE ANGSTSTÖRUNG

9.	Nun geht es um länger anhaltende Angstzustände: Haben Sie sich schon einmal sechs Monate oder länger dauerhaft sehr ängstlich, besorgt und angespannt gefühlt?	JA	NEIN
	Haben Sie Frage 9 mit NEIN beantwortet, gehen Sie weiter zu Frage 17.		
10.	Wie lange hielt die längste Phase (in Monaten) an, in der Sie dauerhaft besorgt und ängstlich waren?		
11.	Waren Sie während dieser Zeit ständig über Dinge besorgt, die mit hoher Wahrscheinlichkeit gar nicht eintreten würden?	JA	NEIN
12.	Waren Sie während dieser Zeit ständig über Dinge besorgt, die eigentlich nur halb so schlimm sind?	JA	NEIN
13.	Machten Sie sich über die verschiedensten Dinge Sorgen? (Familie, Kinder, Gesundheit)	JA	NEIN
14.	Während der Zeit, in der Sie ständig besorgt und ängstlich waren, hatten Sie da auch Symptome wie:		
	leicht ermüdbar	JA	NEIN
	Nervosität, Schreckhaftigkeit und das Gefühl, aufgeregt zu sein	JA	NEIN
	Zittern oder Beben im Körper	JA	NEIN
	Rast- und Ruhelosigkeit	JA	NEIN
	Verspannungen oder schmerzhafte Muskulatur	JA	NEIN
	Konzentrationsprobleme	JA	NEIN
	leicht reizbar	JA	NEIN
	starkes Schwitzen	JA	NEIN

	Herzklopfen oder -rasen	JA	NEIN
	kalte, feuchte Hände	JA	NEIN
	Schwindel oder Gefühl von Benommenheit	JA	NEIN
	Mundtrockenheit	JA	NEIN
	Durchfall oder Übelkeit	JA	NEIN
	häufiger Harndrang	JA	NEIN
	Hitzewallung oder Kältegefühl	JA	NEIN
	Atemnot, Erstickungsgefühle	JA	NEIN
	Schluckbeschwerden	JA	NEIN
	Probleme beim Einschlafen oder Durchschlafen	JA	NEIN
	Magenbeschwerden	JA	NEIN
	Gefühl, einer Ohnmacht nahe zu sein, Gefühl von Unwirklichkeit	JA	NEIN
	Gefühl von Kontrollverlust	JA	NEIN
15.	Wann traten solche Angstzustände das erste Mal auf?		
16	Wann hatten Sie solche Zustände das letzte Mal?		

Wenn Sie die Fragen Nummer 9, Nummer 13 sowie fünf Symptome von Frage 14 mit JA beantwortet haben, leiden Sie möglicherweise unter einer generalisierten Angststörung.

FRAGEBOGEN ANGSTSTÖRUNG TEIL 3: FRAGEN AGORAPHOBIE

17	Vielleicht vermeiden auch Sie aus Angst Situationen mit Menschenmengen oder es fällt Ihnen schwer, das Haus zu verlassen oder Bus, Auto oder Bahn zu benutzen aus Angst, Sie könnten in solch eine Situation kommen. Hatten Sie schon jemals starke unbegründete Angst ...		
	vor großen Menschenansammlungen oder in einer Schlange zu stehen?	JA	NEIN
	Ihr Haus zu verlassen oder außerhalb Ihres Hauses alleine zu sein?	JA	NEIN
	sich auf Plätzen in der Öffentlichkeit wie Märkten oder in Kinos aufzuhalten?	JA	NEIN
	davor, im Auto, Bus, Flugzeug oder der Bahn zu sein?	JA	NEIN
	über eine Brücke zu gehen?	JA	NEIN
	Haben Sie keine der Fragen mit JA beantwortet, springen Sie weiter zu Frage Nummer 28.		
18	Wenn Sie in solch eine Situation kamen, hatten Sie dann Symptome wie...		
	Schwitzen oder Zittern	JA	NEIN
	Mundtrockenheit	JA	NEIN
	Herzrasen oder -klopfen	JA	NEIN
	Atemnot, Gefühl zu ersticken	JA	NEIN
	Gefühl von Benommenheit oder Ohnmacht	JA	Nein
	Angst, die Kontrolle über sich selbst zu ver lieren	JA	NEIN
19.	Hatten Sie Angst, Sie könnten verrückt werden?	JA	NEIN
	Oder dass Sie sich blamieren könnten?	JA	NEIN
	Oder dass Sie hilflos sein könnten?	JA	NEIN

20.	Gehen Sie solchen Situationen aufgrund Ihrer Angst aus dem Weg?	JA	NEIN
21.	Haben Sie bereits mit einem Experten über Ihre Ängste gesprochen?	JA	NEIN
22.	Haben Sie schon einmal wegen Ihrer Ängste Medikamente genommen?	JA	NEIN
23.	Haben die Ängste oder das Vermeiden von bestimmten Situationen Ihr Leben wesentlich beeinträchtigt?	JA	NEIN
24.	Konnten Sie schon einmal wegen dieser Ängste nicht verreisen, obwohl Sie es gern getan hätten?	JA	NEIN
25.	Konnten Sie schon einmal wegen Ihrer Angst einen ganzen Tag lang Ihr Haus oder die Wohnung nicht verlassen?	JA	NEIN
26.	Wann trat solch eine Angst zum ersten Mal auf?		
27.	Wann hatten Sie solch eine Angst das letzte Mal?		

Wenn Sie bei Frage Nummer 18 und 19 mindestens eine Beschwerde sowie Frage Nummer 18 und Nummer 19 mit JA beantwortet haben, leiden Sie möglicherweise unter einer Agoraphobie.

ANGSTFRAGEBOGEN TEIL 4: FRAGEN SOZIALE PHOBIE

28.	Es gibt Menschen, die eine starke und unbegründete Angst haben, in Gegenwart von anderen Menschen irgendetwas zu tun. Betroffene meiden daher solche Situationen oder stehen Sie nur unter großer Angst durch. Hatten Sie schon einmal große Angst...		
	vor Personen, die Sie kennen, zu sprechen?	JA	NEIN
	davor, auf eine Toilette zu müssen, zum Beispiel in einem Restaurant oder im Kino?	JA	NEIN
	in der Öffentlichkeit Essen oder Trinken zu sich zu nehmen?	JA	NEIN
	mit anderen Personen zu sprechen, weil Sie möglicherweise keinen Gesprächsstoff haben oder Unsinn reden könnten?	JA	NEIN
	etwas zu schreiben, während Ihnen dabei jemand zuschaut?	JA	NEIN
	vor einer nicht zu großen Gruppe von Menschen zu sprechen?	JA	NEIN
	Haben Sie eine, mehrere oder sogar alle dieser Fragen mit JA beantwortet, springen Sie weiter zu Frage Nummer 29. Haben Sie alle Fragen mit NEIN beantwortet, springen Sie bitte zu Frage Nummer 40.		
29.	Hatten Sie diese Ängste über viele Monate hinweg?	JA	NEIN
30.	Haben Sie mit einem Experten über Ihre Ängste gesprochen?	JA	NEIN
31.	Haben Sie bereits wegen dieser Ängste Medikamente genommen?	JA	NEIN

32.	Hat diese Angst oder das Vermeiden bestimmter Situationen jemals Ihr Leben beeinträchtigt?	JA	NEIN
33.	Hat Sie diese Angst jemals beeinträchtigt oder sehr belastet?	JA	NEIN
34.	Hat Sie diese Angst schon jemals in der beruflichen Entwicklung gehindert, zum Beispiel daran, Aufgaben zu bewältigen, Verantwortung an Ihrem Arbeitsplatz zu übernehmen oder eine Stelle anzutreten?	JA	NEIN
35.	Hat Sie Ihre Angst jemals abgehalten von der Teilnahme an Feierlichkeiten, gesellschaftlichen Veranstaltungen oder an Treffen teilzunehmen?	JA	NEIN
36.	Hatten Sie in solchen Angstsituationen oder nur beim Gedanken daran starke Nervosität, wie schwitzende Hände, Herzklopfen oder Kurzatmigkeit?	JA	NEIN
37.	Führten solche Situationen zum Erröten oder Zittern?	JA	NEIN
	Hatten Sie Angst, dass Sie sich übergeben müssen?	JA	NEIN
	oder dass Sie sich blamieren könnten?	JA	NEIN
38.	Wann traten diese Ängste zum ersten Mal auf?		
39.	Wann hatten Sie das letzte Mal solche Ängste?		

Wenn Sie die Fragen Nummer 29 oder Nummer 35 bis Nummer 37 mit JA beantwortet haben, leiden Sie möglicherweise unter einer sozialen Phobie.

40.	Es gibt vielleicht auch noch weitere Situationen, in denen Sie eine solch unbegründet große Angst verspüren, dass Sie versuchen, diese zu vermeiden. Hatten Sie jemals eine unbegründet starke Angst...		
	vor großer Höhe?	JA	NEIN
	vor dem Fliegen?	JA	NEIN
	vor Naturgewalten, wie Blitz, Donner oder Sturm?	JA	NEIN
	vor Schlangen, Insekten, Vögeln oder anderen Tieren?	JA	NEIN
	vor geschlossenen Räumlichkeiten wie Aufzügen?	JA	NEIN
	vor Blut oder davor, eine Spritze injiziert zu bekommen?	JA	NEIN
	davor, sich im Wasser, zum Beispiel in einem Pool oder im Meer, zu befinden?	JA	NEIN
	vor noch anderen Situationen?	JA	NEIN
	Wenn ja, welche sind das?		
	Haben Sie eine, mehrere oder gar alle Fragen mit JA beantwortet, machen Sie bei Frage Nummer 41 weiter. Haben Sie alle verneint, können Sie den Test beenden und lesen, wie Sie mit Ihrem Ergebnis umgehen.		
41.	Hatten Sie einige dieser Ängste über Monate oder Jahre?	JA	NEIN
42.	Haben Sie bereits mit einem Experten über Ihre Ängste gesprochen?	JA	NEIN
43.	Haben Sie wegen Ihrer Ängste bereits Medikamente genommen?	JA	NEIN
44.	Hat diese Angst oder das Vermeiden bestimmter Situationen jemals Ihr Leben beeinträchtigt?	JA	NEIN

45.	Hat Sie diese Angst jemals beeinträchtigt oder sehr belastet?	JA	NEIN
46.	Hat Sie diese Angst schon jemals in der beruflichen Entwicklung gehindert, zum Beispiel daran, Aufgaben zu bewältigen, Verantwortung an Ihrem Arbeitsplatz zu übernehmen oder eine Stelle anzutreten?	JA	NEIN
47.	Hat Sie Ihre Angst jemals abgehalten von der Teilnahme an Feierlichkeiten, gesellschaftlichen Veranstaltungen oder an Treffen?	JA	NEIN
48.	Hatten Sie in solchen Angstsituationen oder nur beim Gedanken daran starke Nervosität, wie schwitzende Hände, Herzklopfen oder Kurzatmigkeit?	JA	NEIN
49.	Wann traten diese Ängste zum ersten Mal auf?		
50.	Wann hatten Sie das letzte Mal solche Ängste?		

Wenn Sie die Fragen Nummer 41, Nummer 44 bis 47 und Nummer 48 mit JA beantwortet haben, leiden Sie möglicherweise an einer spezifischen Phobie.

WAS TUN MIT DEM ERGEBNIS?

Sollte das Testergebnis den Verdacht einer Angststörung bestätigen, ist es ratsam, zunächst Ihren Hausarzt aufzusuchen und das Testergebnis mit diesem zu besprechen. Sollte es nötig sein, wird er Sie an einen Facharzt oder Psychotherapeuten überweisen. Alternativ können Sie sich aber auch direkt an einen Experten wenden.

Vielleicht ergab der Test auch keinen Hinweis auf eine zugrunde liegende Angststörung, Sie fühlen sich aber trotzdem unwohl oder hilflos mit Ihren Ängsten. Auch dann sollten Sie dies mit Ihrem Hausarzt besprechen, um zu sehen, ob vielleicht weitere Schritte nötig sind.

Bei dem Gespräch mit dem Arzt oder dem Therapeuten sollten Sie nicht nur über die Symptome sprechen, sondern auch über Ihr damit verbundenes Verhalten. Oft entwickeln Menschen, die unter einer Angststörung leiden, ganz typische Verhaltensweisen, die bei der Diagnose hilfreich sein können.

Quellen

-Berking, Rief, „Klinische Psychologie und Psychotherapie: Band 1: Grundlagen und Störungswissen", Springer (Kapitel 5: Angststörungen)

-Barlow, D.H. (Ed.) (2002). Anxiety and its Disorders. New York: Guilford

-Hoyer, J., Margraf, J. (Hrsg.) (2003). Angstdiagnostik. Grundlagen und Testverfahren. Berlin:
Springer.

-Morschitzky, H. (2002): Angststörungen. Wien, Springer.

-Pauli, P. (Hrsg.) (2006). Themenheft: Biopsychologie der Angst und Angststörungen. Psychologische
Rundschau, 57. Jahrgang, Heft 3

-Wells, A. (1997). Cognitive Therapy of Anxiety. A Practical Guide. New York: Wiley

-Heinrichs N, Alpers GW, Gerlach A (2009). Evidenzbasierte Leitlinie zur Psychotherapie der Panikstörung und Agoraphobie. Göttingen, Hogrefe. Lang T, Helbig-Lang S, Westphal D, Gloster AT, Wittchen H-U (2012).

- Expositionsbasierte Therapie der Panikstörung mit Agoraphobie. Göttingen, Hogrefe. Schneider S, Margraf J (1998). Agoraphobie und Panikstörung. Fortschritte der Psychotherapie. Göttingen, Hogrefe

Akhtar, Miriam, „Das kleine Buch zum Glücklichsein", Heyne

Entnommen am 4.8.2020:
https://www.barmer.de/blob/12850/75b670d0c313964595c6b3c7e1419355/data/barmer---entspannung-pur---im-gleichgewicht-sein-6013b.pdf

https://mittel-gegen-angst.de/?mscl-
kid=80b2f762040f125d1bb7a84f703d6e06
(entnommen am 7.8.2020)
https://www.spektrum.de/ratgeber/aengste-ueberwinden-die-vier-besten-strategien/1223732
(entnommen am 7.8.2020)
1) https://bilder-poster-poesie.de/weisheitsgeschichte-der-fischer-und-der-manager/
https://www.barmer.de/stresstest-18640
https://www.bar-
mer.de/blob/12850/75b670d0c313964595c6b3c7e1419355/data/b
armer---entspannung-pur---im-gleichgewicht-sein-6013b.pdf

http://www.welt.de/angst/experten/133710073/
https://medhyps.com/de/pages/5260
(entnommen am 9.8.2020)
https://www.netdoktor.de/therapien/psychotherapie/kunsttherapie/
(entnommen am 10.8.2020)

https://hierfindichwas.de/fantasiereisen-erwachsene/entspannungs-geschichte-erwachsene-ballonfahrt/2/ (entnommen am 20.11.2020)

https://www.gesundheitswissen.de/psychiatrie/angstzustaende/
(entnommen am 21.11.2020)

https://www.meditationsuebung.de/phantasiereisen info.html (entnommen am 15.11.2020)

https://www.therapie.de/psyche/info/index/diagnose/angst/medikamente/(entnommen am 12.11.2020)

https://www.therapie.de/psyche/info/index/diagnose/angst/therapie/ (entnommen am 11.11.2020)

https://www.ellviva.de/files/PDF_VG82_S18-24_Angsttest.pdf (entnommen am 11.11.2020)

Wir danken Ihnen für Ihr Interesse und Ihr Vertrauen. Als Dankeschön dafür, haben wir eine besondere Überraschung. Damit Sie **jeden Tag ein passendes Mantra** haben, stellen wir Ihnen eine exklusive Liste mit Mantras zur Verfügung. Das Beste daran: Sie erhalten diese vollkommen kostenlos. Das klingt wunderbar? Dann warten Sie nicht lange und holen Sie sich Ihr Gratis-Geschenk.

Hier geht es zu Ihrem Gratis-Geschenk:

https://forms.gle/eBSJsb3i8WFM9mKD8

1. **Öffnen Sie die Kamera-App auf Ihrem Smartphone und richten Sie die Kamera auf den QR-Code.**
2. **Klicken Sie auf den Link, der Ihnen angezeigt wird und schon werden Sie zur Website weitergeleitet.**

Impressum

Herausgeber: Orbita Media Verlag GmbH & Co. KG / Ericusspitze 4 / 20457 Hamburg
Kontakt: kontakt@empireofbooks.de
Website: https://empireofbooks.de
Coverbild: Shutterstock

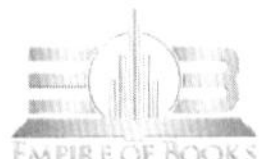

Haftungsausschluss:
Die Nutzung dieses Buches und die Umsetzung der enthaltenen Informationen, Anleitungen und Strategien erfolgt auf eigenes Risiko. Der Autor kann für etwaige Schäden jeglicher Art aus keinem Rechtsgrund eine Haftung übernehmen. Haftungsansprüche gegen den Autor für Schäden materieller oder ideeller Art, die durch die Nutzung oder Nichtnutzung der Informationen bzw. durch die Nutzung fehlerhafter und/oder unvollständiger Informationen verursacht wurden, sind grundsätzlich ausgeschlossen. Rechts- und Schadenersatzansprüche sind daher ausgeschlossen. Dieses Werk wurde sorgfältig erarbeitet und niedergeschrieben. Der Autor übernimmt jedoch keinerlei Gewähr für die Aktualität, Vollständigkeit und Qualität der Informationen. Druckfehler und Falschinformationen können nicht vollständig ausgeschlossen werden. Es kann keine juristische Verantwortung sowie Haftung in irgendeiner Form für fehlerhafte Angaben vom Autor übernommen werden. Die bereitgestellten Analysen, Vorschläge, Ideen, Meinungen, Kommentare und Texte sind ausschließlich zur Information bestimmt und können ein individuelles Beratungsgespräch nicht ersetzen. Alle Informationen dieses Buches entsprechen dem Kenntnisstand zum Zeitpunkt des Verfassens dieses Buches. Eine Haftung für mittelbare und unmittelbare Folgen aus den Informationen dieses Buches ist somit ausgeschlossen.
Informieren Sie sich weitläufig aus unterschiedlichen Quellen und bedenken Sie, dass am Ende nur Sie für die Entscheidungen verantwortlich sind.

Haftung für externe Links:
Unser Angebot enthält Links zu externen Websites Dritter, auf deren Inhalte wir keinen Einfluss haben. Deshalb können wir für diese fremden Inhalte auch keine Gewähr übernehmen. Für die Inhalte der verlinkten Seiten ist stets der jeweilige Anbieter oder Betreiber der Seiten verantwortlich. Die verlinkten Seiten wurden zum Zeitpunkt der Verlinkung auf mögliche Rechtsverstöße überprüft. Rechtswidrige Inhalte waren zum Zeit-punkt der Verlinkung nicht erkennbar.

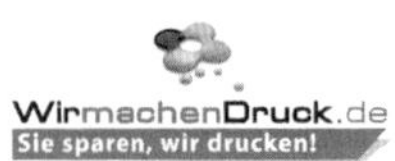